食べて
病気を治す&
やせる!

蒸しショウガのかんたん健康レシピ

ック副院長

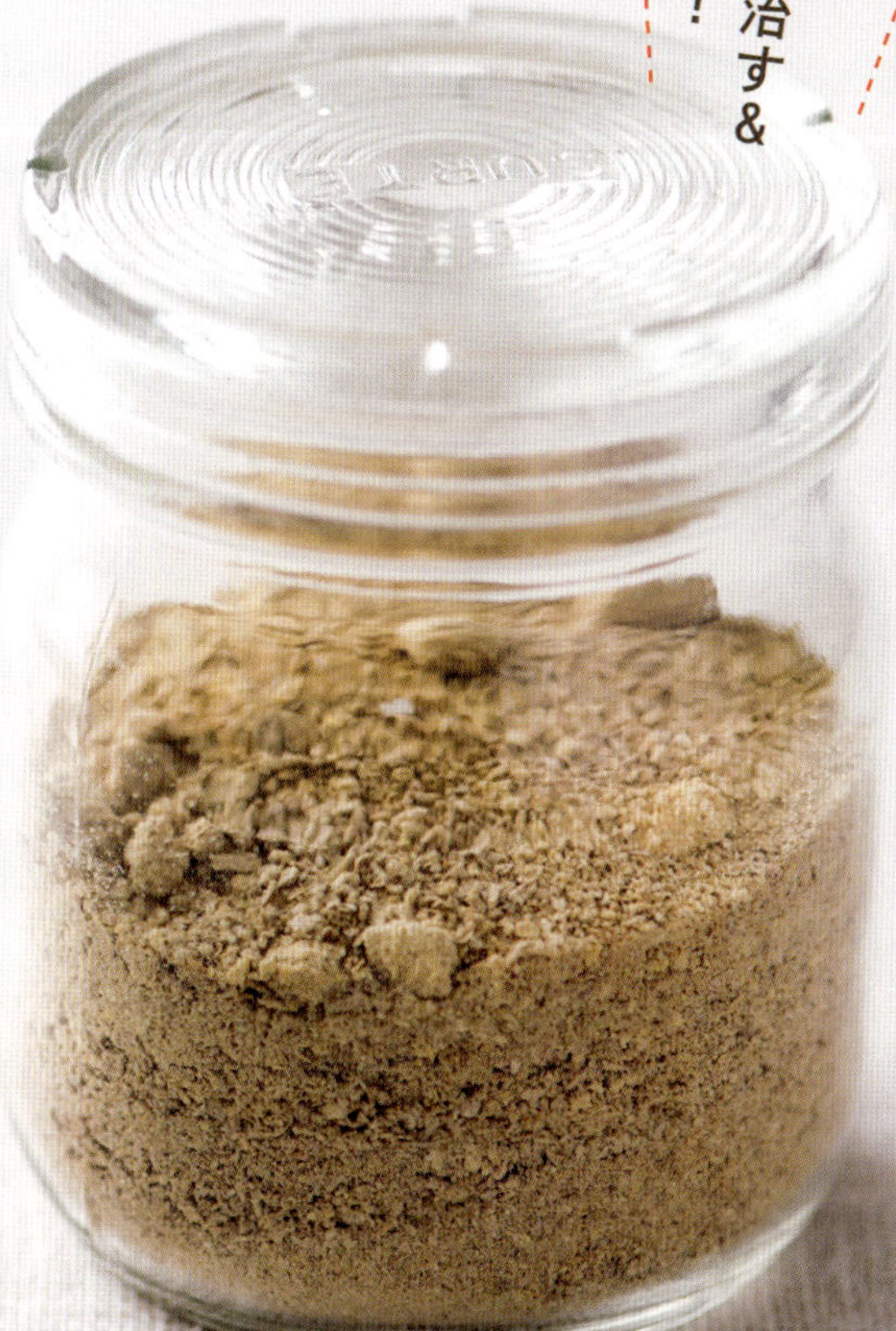

廣済堂出版

［はじめに］

多くの現代病は、体温の低下が原因。そこで、体温を上げるパワーが強力な蒸しショウガが不可欠です！

私は、イシハラクリニックの副院長として、毎日のように診察をしていますが、高齢の方だけでなく若い人たちの病気も増えていると実感しています。もはや、30代、40代のがんはまったく珍しくありません。

がんが増えている理由の1つが、日本人の体温が下がっていることです。実はがんの細胞は、35℃でいちばん増殖し、39℃をすぎると死にます。

昔は日本人の平均体温は36・8℃でしたが、今は患者さんの体温を測ると、高い人で36℃前半、ほとんどが35℃台の低体温です。

体温が低い人が増えているのは、生活が便利になって、熱を発生させる筋肉量が減ったことなどが理由と言えるでしょう。

けれども、低体温や冷えはがんのみならず、万病の元であるのはご存じでしょうか？

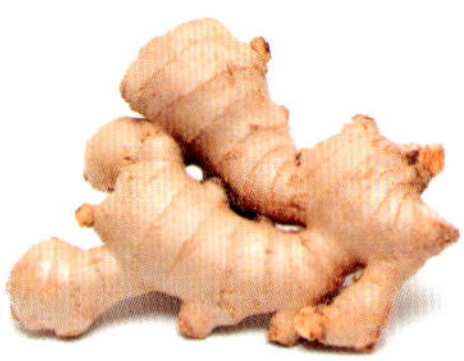

たとえば、糖尿病や高脂血症は食べすぎだけではなく、体が冷えているために代謝が下がって、糖や脂肪が十分に燃やされず、血液中に残っていることが原因です。

女性の更年期障害は、顔がほてるなどの症状があり、まるで体温が高いように感じます。しかし、これも漢方で言うと、下半身が冷えているために起こる「昇症《しょうしょう》（冷えのぼせの状態）」です。冷えのぼせは、冷え性が悪化したものと考えてください。

同じく、女性の不調である生理痛、生理不順も冷えからきます。

さらには、不眠、不安、うつ傾向などの精神的不調も冷えが大きく関係しています。

そこで、私がすすめているのが、この「蒸しショウガ」です。蒸しショウガには、体を強力に温めてさまざまな不調を改善したり、老化を防止したり、肥満を解消する力があります。

漢方では、蒸したショウガを干したものを「乾《かん》姜《きょう》」と言い、生ショウガよりも体温を上げる効果が強いのです。

もともとは冷えがキツイ人に処方されるものですが、現代人は体温が下がっているので、多くの人に合うと考えています。

この蒸しショウガ健康法を実行してもらった結果、たくさんの患者さんや知人から喜びの声が届いています。そのいくつかを紹介しましょう。

「奇跡の症例1」

1カ月で体重が3キロ減った

蒸しショウガを毎日摂るようにしたら、最初の1カ月で体重が3キロ減りました。35才すぎからなかなか落ちにくかった体重が、かんたんに落ちたことに驚いています。蒸しショウガは代謝を上げるので、年齢とともにやせにくくなる世代におすすめですね。

また、寒くなると手のひらに湿疹が出てかゆくてたまらなかったのですが、きれいさっぱりなくなりました。寒い季節にいつも辛かった膝痛も出ないので、テニスを快適に楽しんでいます！

（K・Tさん　42才男性）

［奇跡の症例2］

高血圧と糖尿病が治った！

私は、血圧が180／100と高く降圧剤を使用していました。糖尿病も患い、インスリン注射をしてなんとか正常範囲に保っていたのです。

そんなとき、よく歩くようにし、蒸しショウガを料理と紅茶に入れるようにしたら、じわじわと体が温かくなってきたのを感じました。

2カ月後には、お医者さんから「血圧と血糖値の値がよいので、薬を減らしましょう」と言われました。インスリン注射が内服薬に変わり、血圧の薬をいちばん弱い薬に変更。うれしくてこの生活を続けていると、蒸しショウガをはじめてからちょうど半年ですべての薬をやめていいと言われ、今は薬を一粒も飲んでいません。もともと冷え性でしたが、こんなによくなると思いませんでした！

（O・Sさん　女性80代）

［奇跡の症例3］

産後の胃の不調、便秘も治りました

4年前に第一子を出産してから、胃のムカつき、食欲不振が続きました。1年前に第二子を産んでからさらにひどくなり、体重がみるみる落ちて30キロ台に。そこで蒸しショウガを食べるようにしたところ、胃腸の調子がよくなり、食事がおいしく感じるようになったのです。体重も元の48キロに戻り、がんこな便秘症もスッキリ治りました。

（T・Aさん　30代女性）

［奇跡の症例4］

体重が2キロ減り、尿路結石が出て行った

2年前の健康診断で血尿が出て、精密検査をしてもらったところ、腎臓にこまかい石があるとわかりました。尿路結石です。医者からは水をたくさん摂るように指導されましたが、大量に飲むと顔や手足がパンパンにむくんで偏頭痛がひどくなったので、なかなかできませんでした。

そんななか、蒸しショウガを紅茶に入れて飲むようになったら、わずか1週間で1回の尿の量と尿の回数が明らかに増えました。体が温まり腎臓の働きがよくなったことを実感。むくみもなくなり体重が2キロ減り、しょっちゅう起こっていた偏頭痛も出なくなりました。ある日、突然、背中とお腹が痛くなり、翌日、トイレで薄いピンク色の尿（血尿）に、小さな石がパラパラとまじっていて、結石が出たことがわかりました。今では蒸しショウガなしの生活は考えられません！　（S・Yさん　40代女性）

［奇跡の症例5］

夜中のトイレの回数が減り、安眠できた！

今までは夜中にトイレに起きる回数が3〜4回と多く、年のせいだから仕方ないとあきらめていました。ぐっすりと眠った感覚がもてず、日中もだるく昼寝も欠かせませんでした。しかし、蒸しショウガを料理に使うようになって2カ月、夜のトイレが0〜1回に減りました。夜もすやすやと眠れるようになり、だるさもなくなりました。

また、雪かきが薄着でできるようになったのも、蒸しショウガで体が温まったおかげだと再確認しています。北海道に住んでいて寒い季節が長いので、蒸しショウガに出会えて本当によかったです。

（北海道の網走に住む70代男性）

〔奇跡の症例6〕

原因不明の体中の痛みがウソのように消えた

もともと体が細身で運動が苦手。漢方で言う虚弱体質でした。

2年前から胸の痛み、背中のつっぱり、みぞおちの痛みなど、体の中を痛みが移動し、常にどこかが痛い状態。内科、整形外科を何カ所もまわっても、どこにも異常がなく、痛み止めを出されるだけ。

そんなとき、蒸しショウガの本を読んで、腹巻き、入浴を毎日し、軽い筋トレをはじめ、蒸しショウガをいろんな料理に取り入れるようにしました。すると、痛みがウソのようにスーっと消えて、今では長時間のデスクワークもこなせるように。胃腸の働きもよくなり下痢もしなくなりました。落ち込みがちだった気分も今では爽快。何にでも前向きに取り組むことができるようになりました。

（U・Hさん　40才男性）

〔奇跡の症例7〕

目がよく見えるようになり読書を楽しむ日々

目の疲れ、かすみ、両足のしびれがあって、日常生活に困っていました。新聞の字も読みにくく、大好きだった読書もできず。メガネを何度も作り替えても、どれもしっくりこなくて、年だからとあきらめていました。

けれども、朝晩、蒸しタオルを目に当てる温湿布と、蒸しショウガをはじめたところ、2カ月くらいして目がスッキリしてきたのです。こまかい字も見えるようになり、長時間、読書をしても目が疲れなくなりました。また、尿の出もよくなり、足のしびれが軽くなりました。さらに、よく歩くこと、半身浴も毎日続けたら3カ月で足のしびれは完全になくなったのです。また、今までは時々不安な気分にな

ることがあり、精神安定剤を飲んでいたのですが、気分がよくなり薬を手放すことができました。蒸しショウガに感謝！　（W・Mさん　60代女性）

いかがでしょうか？　ほかにも、蒸しショウガをはじめて、２３４だった血糖値がたったの20日後に１６７、30日後に１２６とほぼ正常値まで下がった50代の患者さんもいらっしゃいます。

　みなさんにもこのような体験をしていただきたく、本書でたくさんの蒸しショウガレシピをご紹介します。料理家の重信初江先生にお願いして、体によい食べ物や体を温める食材を中心にレシピ化しました。かんたんでおいしいので、長く続けられること間違いなしです。

　また、より健康になってほしいとの願いをこめて、漢方の考え方もあわせてご紹介しています。食べ物には、体を温めるもの（陽性）と冷やすもの（陰性）があるのですが、陰性の食物であっても、蒸しショウガを使えばその欠点はなくなります。その点も説明しましたので、体を温める生活を行ってみてください。

　私は医師としても、２人の娘をもつ母親としても、これから増えていく高齢の方たち、日本の将来を担っていく若い人たち、子どもたちの健康が心配です。

　ですから、体を温めることの重要性をもっと広めて行きたいと考えています。

　みなさんに、自宅で作れる漢方薬（乾姜）―蒸しショウガ―をどんどん活用してほしいと思います。そうすれば、世の中から病気や体調不良の人々は減るものだと確信しています。

イシハラクリニック副院長

石原新菜

「蒸しショウガ」はここがスゴイ！

1

まずはショウガそのもののパワーが強力！

ショウガ成分の〝ジンゲロール〟と〝ショウガオール〟などの効能がスゴイ！

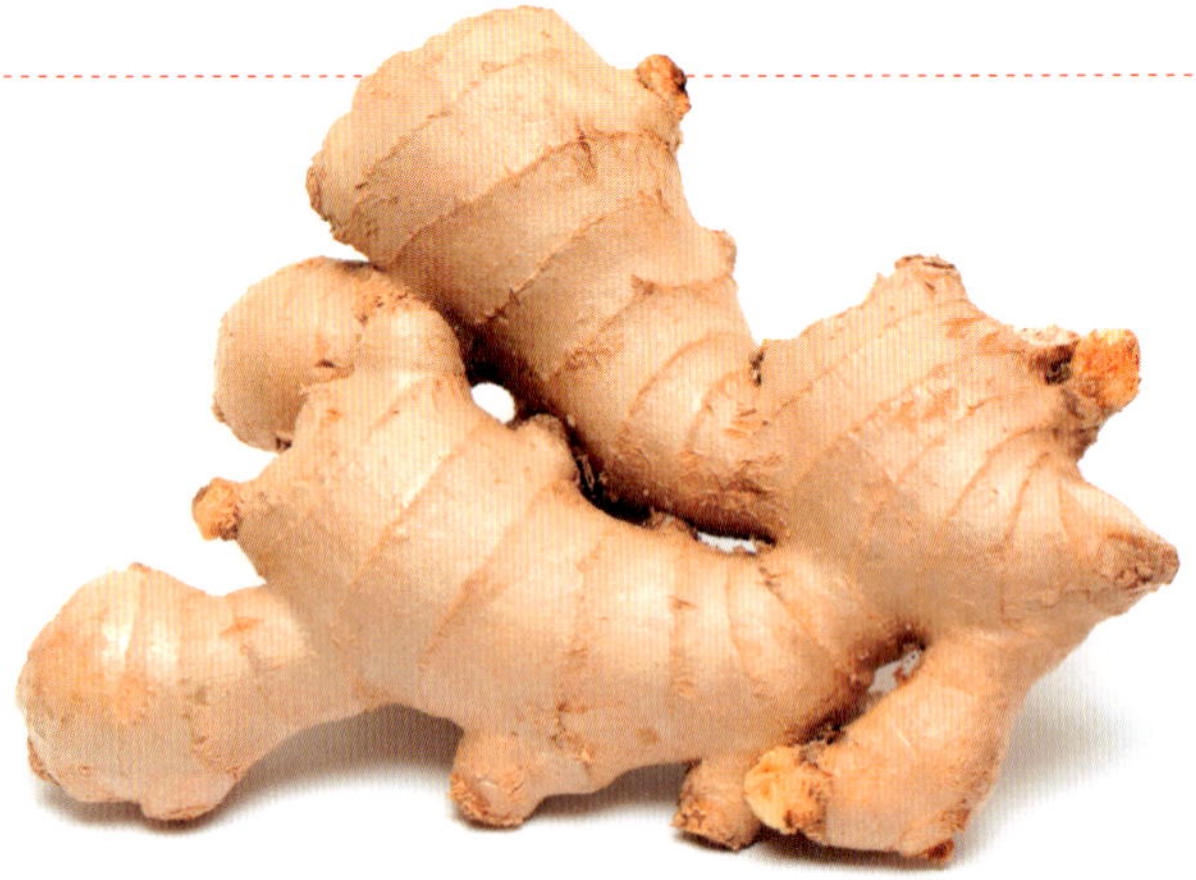

ショウガには、多種のファイトケミカル（植物性化学物質）が含まれていて、以下のような効能がたくさんあります。中でも、辛味成分の「ジンゲロール」と「ショウガオール」には体によい働きが多くあるのです。とくにショウガオールは、体温を上昇させる効果が大です。

ショウガの効果

- うつに効く
- 活性酸素を除去する
- ガン細胞の自殺を促す
- 不妊症に効く
- 心臓の働きを強くする
- やせる
- 血圧を下げる
- 殺菌作用がある
- 肩こり、筋肉痛に効く
- 生理痛、更年期障害に効く
- 糖尿病に効く
- 体を温める
- 汗を出す
- 熱を下げる
- 血液をサラサラにする
- 免疫力を高める
- 痛みや炎症を抑える
- めまいを防ぐ
- コレステロールを下げる
- 便秘に効く
- 不眠に効く
- アレルギーに効く
- 認知症を予防する

ショウガは安価で手に入る！

ショウガはいろいろな漢方薬の成分に用いられていますが、それは決して安くはありません。けれども、八百屋さんでショウガを買えば、蒸しショウガの材料である生ショウガは数百円で手に入るのです！

2

ショウガを「蒸す」ことでパワーが10倍！

ショウガオールが10倍になる。体温を上げる効果がぐんとアップ！

ショウガを蒸すことで、ショウガオールはなんと10倍になります。つまり体温を上昇させる効果がぐーんとアップするのです。この蒸しショウガを干したものを漢方で「乾姜《かんきょう》」と言って、昔は冷え性のきつい人にだけ処方されていました。しかし、現代人は体が冷えているので、この蒸しショウガが注目されています。

3

さらに乾燥させると便利！

- **常温で3カ月の長期保存が可能！**
- **容器や袋などで持ち運びできる！**
- **ささっと料理にかけられて便利。**

蒸したショウガをさらに乾燥させると、より使いやすく便利になります。生ショウガは傷みやすいのに対して、蒸しショウガは常温保存で、約3カ月はもちます！

ドリンクやスープ、市販のお弁当やおかず、めん類、サラダなどにもササッとふりかけられます。

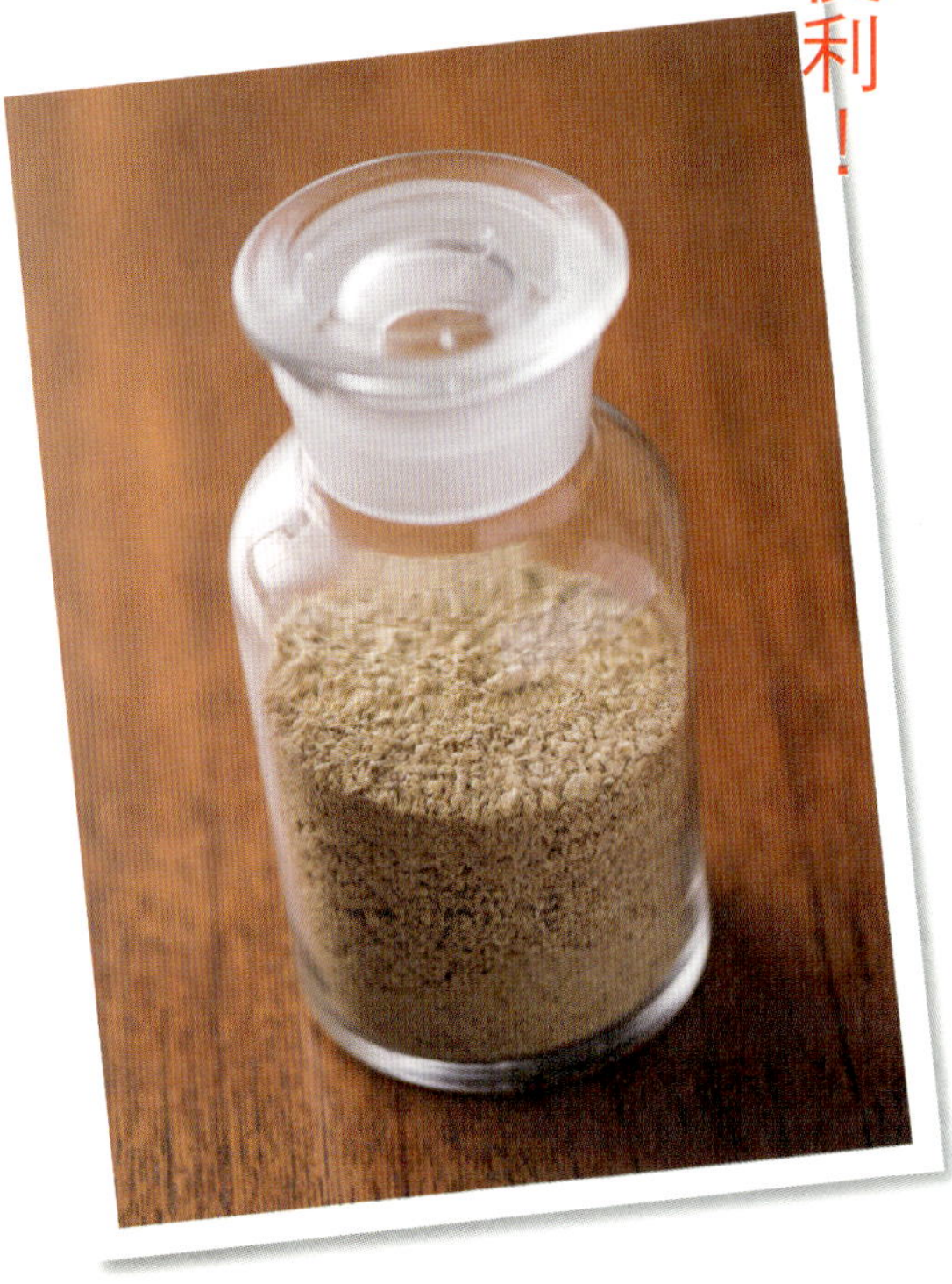

さあ、蒸しショウガをつくろう！

STEP 1　薄く切る

使用するショウガは、新ショウガではなく、通常のひねショウガです。

まずはショウガを皮のまま洗います。皮の下に薬効成分が多くあるので、できれば皮はむかずに。気になる方は黒くなっているところだけ、切り取ってもよいでしょう。洗ったら、縞模様にそって薄く切ります。なるべく薄いほうが乾燥しやすく、粉にしやすくなります。目安は1ミリ幅。スライサーを使ってもよいですが、ショウガの繊維は固いので包丁のほうがスムーズに切れます。

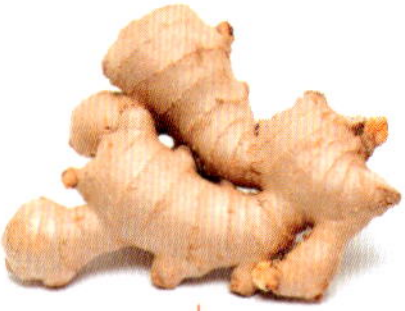

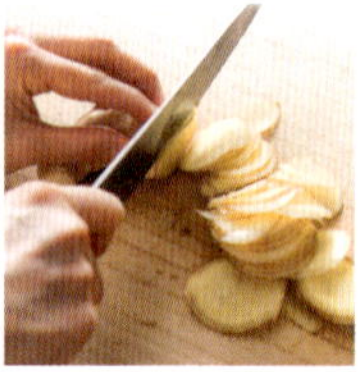

STEP 2　蒸す

蒸す方法は大きく分けて4つあります。

Ⓐオーブンで加熱

この方法は、「蒸す」と「乾燥」がいっぺんにできて大変便利です。

オーブンを80℃に、タイマーを45分に設定してショウガを加熱します。時間が経ったらショウガをチェック。ひからびた感じになって、触ってみてパリパリしたら完成です！

ショウガの量やオーブンの性能によって加熱時間は変わるので、まだだと思ったら10分単位で延長していきましょう。80℃にセットできない場合は100℃でもOKですが、あまり温度が高いと薬効が減ってしまいます。

オーブンで加熱したら、乾燥もできているので、次の「乾燥させる」は飛ばして、「粉にする」（P.12）を行いましょう。

ただし、乾燥が十分でない時は、次のステップで、乾燥させてください。

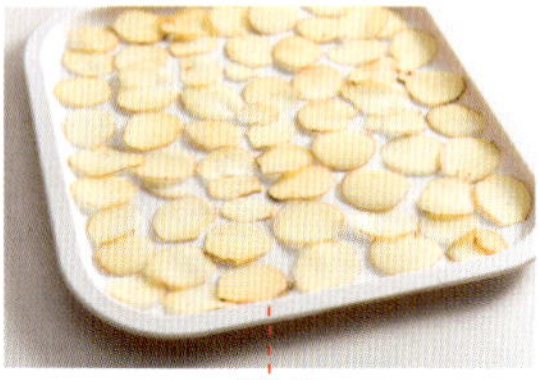

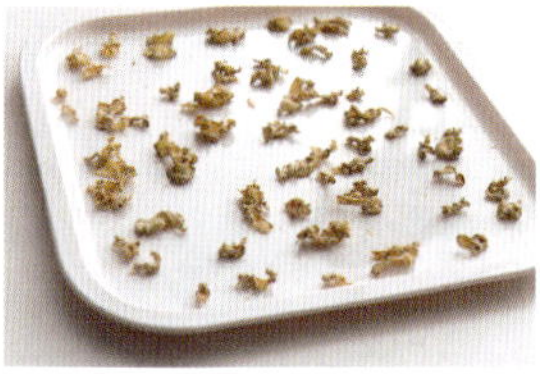

Ⓑフライパンで蒸す

いつもの器具でパパッとつくれるのがうれしいですね。フライパンに2～3㎝の水をはります。耐熱皿にかどを折ったクッキングペーパーをしき、その上にショウガを並べます。耐熱皿ごとフライパンに置いて、中火で約30分蒸します。甘い匂いがしてきたらできあがり！

Ⓒシリコンスチーマーで蒸す

蒸す時間が短時間で済むのが特長です。ショウガをスチーマーに並べて、電子レンジで加熱します。時間は600Wで5～15分くらいが目安です。加熱時間はショウガの量などによって変わりますので、様子を見て変えてください。甘い匂いがしてきたらできあがりです。

それからレンジで乾燥させるのはやめてください。ショウガが燃える可能性が高いので、大変危険です。

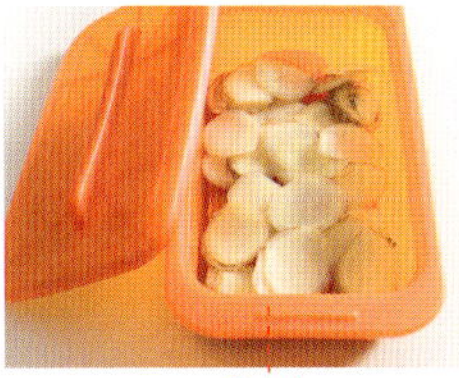

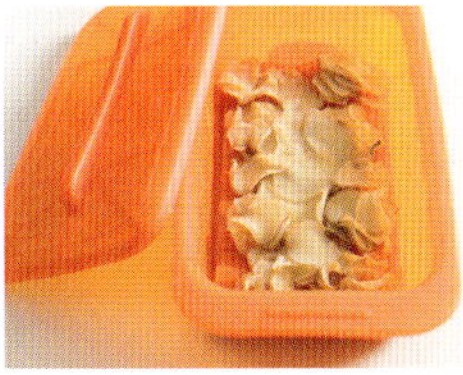

Ⓓ蒸し鍋やせいろで蒸す

大量に蒸しショウガをつくれるのが魅力です。鍋に水を入れ、ショウガを並べて蒸気が勢いよく上がってから約30分が目安。ショウガの香りが甘くなったらできあがりです。

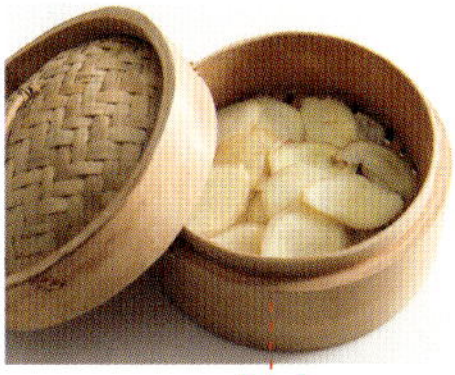

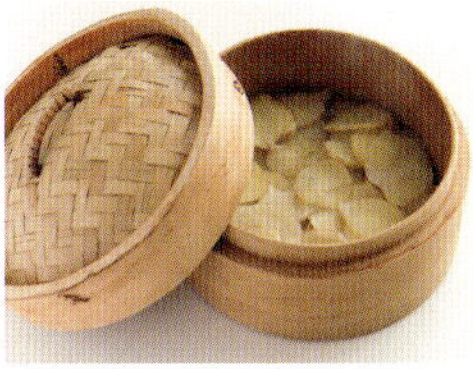

STEP 3 乾燥させる

蒸したショウガをざるなどに重ならないように並べます。大量に干す場合は、アウトドア用の干し網が便利です。アウトドアショップやネット通販などで手に入ります。

天日干しなら1～2日、室内干しなら1週間が目安です。急ぐときは、扇風機の風などを当ててもよいでしょう。触ってみてパリパリになったらできあがり。

しっかり乾燥させないと、カビが生えやすいので要注意です。なお、乾燥させると、重量がなんと生ショウガの20分の1以下になります。

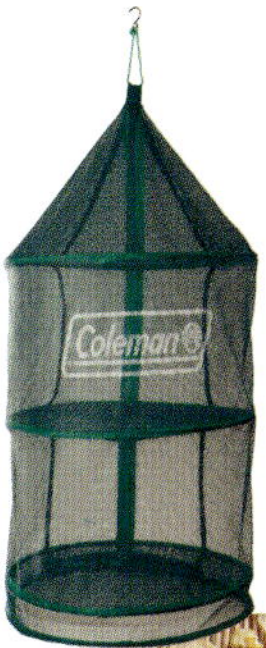

ハンギングドライネット／コールマンジャパン株式会社

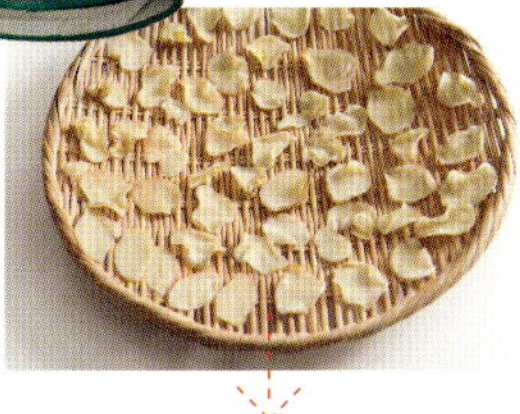

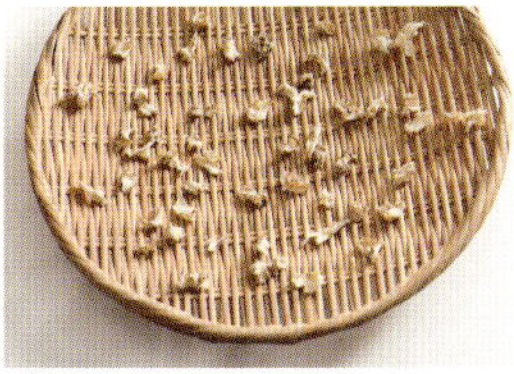

STEP 4 粉にする

蒸しショウガはそのままでも使えますが、粉末にしておけばより便利です。粉末にするには4つの方法があります。

もちろん、この方法でなくても、ご自分でやりやすい方法で、粉末にしていただいてOKです。

A フードプロセッサーや小型ミキサーを使う

一気に粉末にできるので、フードプロセッサーや小型ミキサーを使うのがいちばん便利です。量は少なすぎても多すぎても粉末になりにくいので、量を増減しながら、いちばん粉になりやすい量を見つけるとよいでしょう。

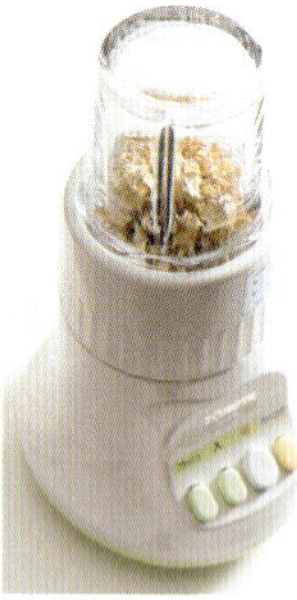

B キッチンバサミで刻む

それほど粉末にはなりませんが、短時間で細かい状態になります。特別な道具無しで、ササッとつくりたいときに。

C すり鉢でする

先にキッチンバサミなどで細かくしてから、すり鉢でするとやりやすいです。特別な道具を用意せずに、粉末状にしたいときに。

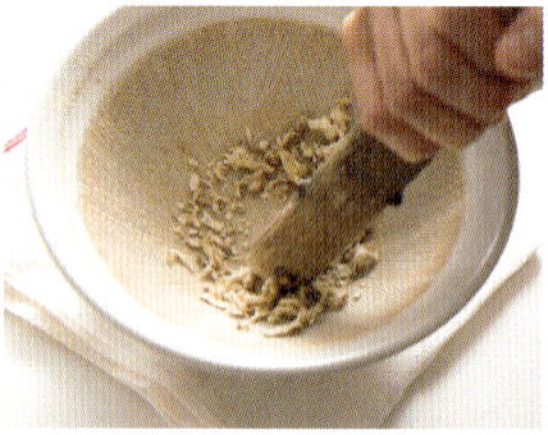

D 鉄製ハンマーでたたく

ビニール袋に蒸しショウガを入れて、コンクリートなどの上に置いてハンマーでたたくと粉末状のものができます。蒸しショウガは固いものではないので、力いらずでできます。

STEP 5 完成！

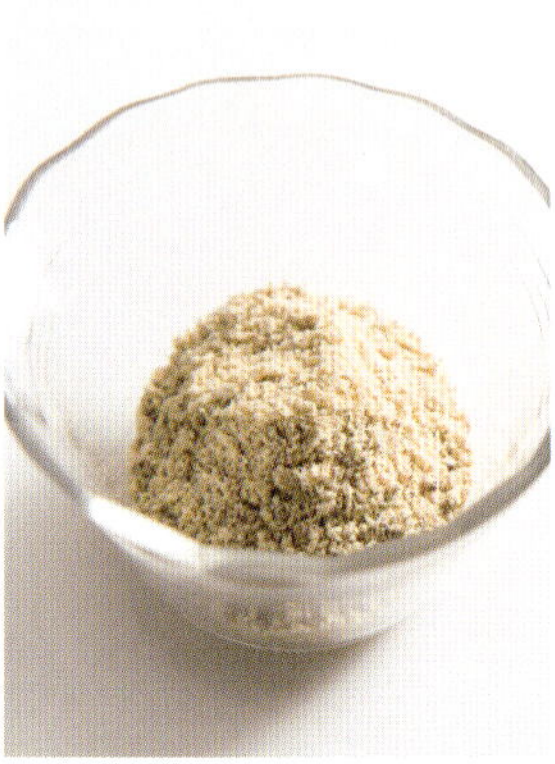

さあ、これで粉の蒸しショウガができました！

常温保存で約3カ月もちます。生ショウガと比べて、傷みにくく、いちいちおろしたりしなくて済むので、とても使いやすいのです。ただし、湿気を嫌うので密閉容器に入れたほうがよいでしょう。シリカゲルなどの乾燥剤を一緒に入れるとさらによいですね。乾燥剤は100円ショップやホームセンター、フラワーショップなどで売っています。

はじめに……2
「蒸しショウガ」はここがスゴイ！……8
さあ、蒸しショウガをつくろう！……10

PART 1
まずはラックラクの蒸しショウガスープ&ドリンク

トマトジュースのらっくらくガスパチョ風……20
にらとあさりの韓国風スープ……21
にんじんのすり流し……22
コーンクリームスープ……23
即席とろーりみそ汁……24
切り干しだいこんのみそ汁……25
ミントレモンジンジャー……26
コーヒーフロート蒸しショウガ……27
蒸しショウガ紅茶の葛湯……28
黒ごまきな粉の豆乳ドリンク……29
●蒸しショウガのQ&A①……30

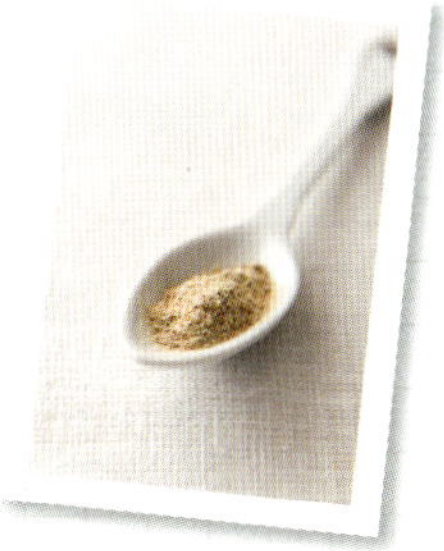

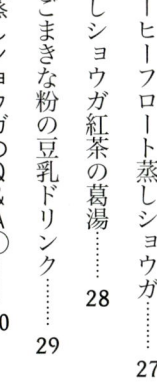

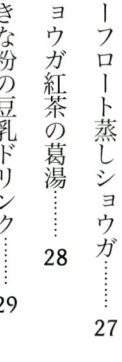

PART 2

蒸しショウガを野菜レシピでもっとヘルシーに！

[海藻類]
わかめときゅうりの酢の物……32
韓国のり巻きキンパ風……33

[きのこ類]
たっぷりきのこのドライカレー……34
きのこの蒸しショウガピクルス……35

[キャベツ]
ジューシーコールスロー……36
キャベツとしらすのペペロンチーニ……37

[じゃがいも]
じゃがいもの青のりガレット……38
塩麹のさっぱり肉じゃが……39

[だいこん]
だいこんとつくねの炊き込みご飯……40
だいこんのたらこサラダ……41

[たまねぎ]
たまねぎたっぷりのショウガ焼き……42
赤たまねぎのおかか納豆あえ……43

[トマト]
トマトと卵の塩麹いため……44
トマトとしそのサッパリサラダ……45

[長ねぎ]
長ねぎたっぷりのスタミナ肉豆腐……46
冷しゃぶのねぎソースかけ……47

[なす]
なすとザーサイのラー油あえ……48

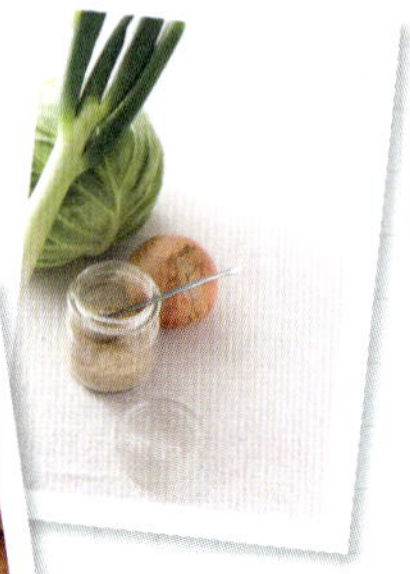

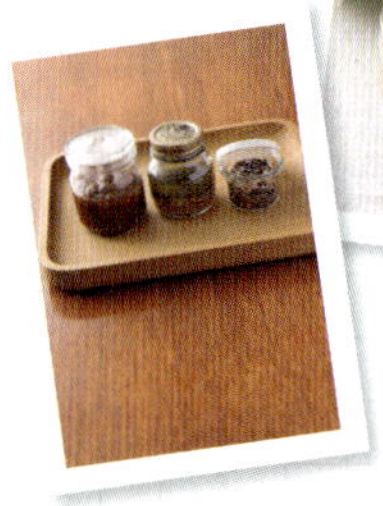

鶏肉のみょうが梅そうめん……49

［にんじん］

ツナとにんじんのラペサラダバケット……50

チーズ入りスパニッシュオムレツ……51

［やまいも（長いも）］

手羽元のはちみつショウガ煮込み……52

とろろ納豆のたくあんそば……53

●蒸しショウガのQ&A②……54

PART 3

蒸しショウガのストックだれと応用メニュー

【ストックA】蒸しショウガはちみつみそ……56

アレンジ1●さけのトースター焼き……57

アレンジ2●スピード角煮風……58

アレンジ3●キャベツとしその焼きうどん……59

【ストックB】ショウガバジルのドレッシング……60

アレンジ1●鶏むね肉のジューシーソテー……61

アレンジ2●えびのさっぱりいため……62

アレンジ3●厚揚げのイタリアンステーキ……63

【ストックC】黒ごまゆかりふりかけ……64

アレンジ1●油揚げのゆかりそば……65

アレンジ2●たたききゅうりあえ……66

アレンジ3●ごぼうのシャキシャキサラダ……67

【蒸しショウガコラム】

Dr.石原の私の体温め生活……68

PART 4

体の不調対策！蒸しショウガレシピ

〔冷え対策〕
かぼちゃとにらのいためもの……70
さけのこんがりピカタ……71

〔風邪予防、滋養強壮〕
ズッキーニと長ねぎのこんがり肉まき……72
にらと鶏レバーのはちみつみそいため……73

〔うつ、不眠対策〕
鶏肉とゆずのオリーブオイル蒸し……74
サーモンのカルパッチョ
しそレモンソース添え……75

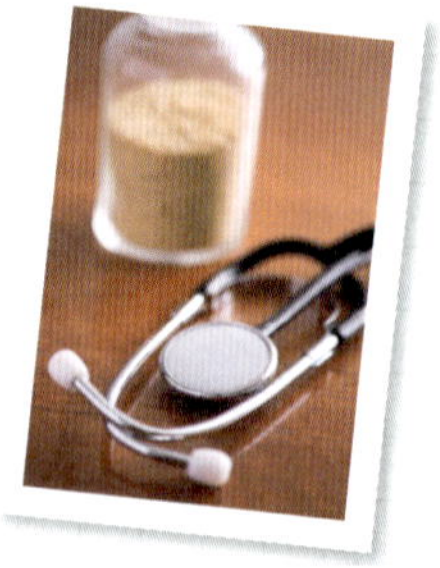

〔むくみ対策〕
さといものむっちりポテサラ……76
あずきと根菜のきんぴら……77

〔疲れ対策〕
パセリソースのショウガ焼き……78
豚肉のシャキッフワッ卵とじ……79

〔頭痛、神経痛、関節痛などの痛み対策〕
豆腐ステーキのあったかソースがけ……80
鶏のかんたん南蛮漬け風……81

【高血圧対策】
かつおのたたきサラダ……82
豆と黒ごまのヘルシーハンバーグ……83
【糖尿病対策】
まぐろのポキ……84
わかめの卵いため……85
【蒸しショウガの奇跡の体験談】……86
「たったの4カ月で胆石がなくなった！
体温もアップ！」……86
「難病の潰瘍性大腸炎が
腹巻きと蒸しショウガで改善した」……86
「リウマチの薬をぐんと減らせたのが
なによりうれしい！」……86
「最初の1週間で体重が1キロ減。
その後、3キロ減！」……87
「若い頃からのツライ不眠症が
どんどん軽くなった」……87
効能、体の不調別インデックス……88
主な材料別インデックス……94

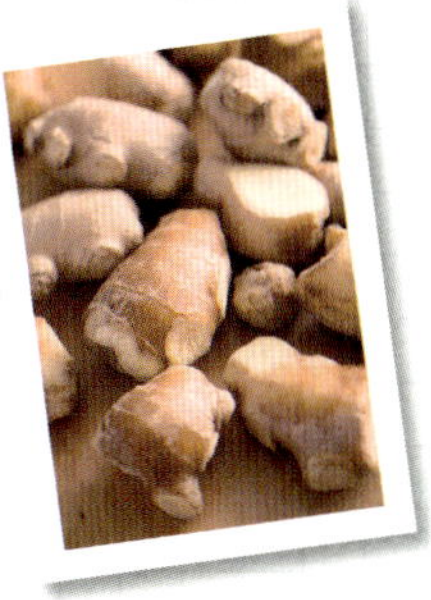

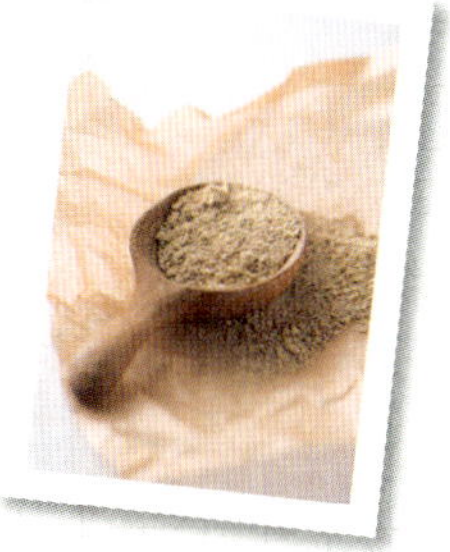

本書の使い方

●蒸しショウガについて

レシピの「蒸しショウガ」は、粉末にした状態の蒸しショウガを指しています。分量は目安なので、好みで増減していただいてOKです。

●分量について

基本は2人分です。レシピによっては、つくりやすい分量にしています。

・小さじ＝5ml　・大さじ＝15ml　・1カップ＝200cc

●電子レンジについて

加熱時間は600wのものを目安にしています。700wは時間を2割減、500wは時間を2割増しにして様子を見てください。

●効能について

・料理に表示している効能は、「こんな病気や症状に」という意味です。料理の主な材料の漢方的な見方や、材料に含まれる成分の健康知識を述べています。順不同。

・P32～67の野菜（ストック）に表示している効能も同様です。ここでは、料理に表示している効能に、野菜（ストック）の効能を追加して考えてください。

・掲載している体験談は個人の体験です。蒸しショウガの効き目には個人差があります。

・糖尿病、高血圧、腎臓病など、食事コントロールの必要な方は、必ず医師の元で活用してください。

PART
1

まずはラックラクの蒸しショウガスープ&ドリンク

作るのがとても簡単なスープや
ドリンクから、蒸しショウガ生活を
始めてみましょう！

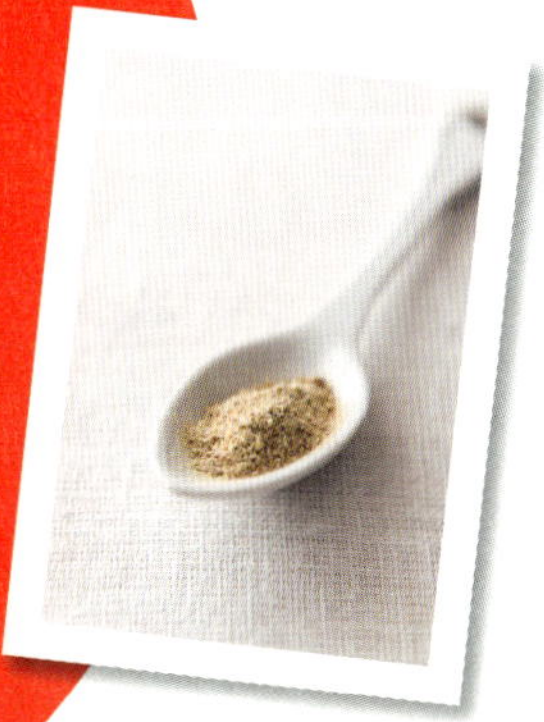

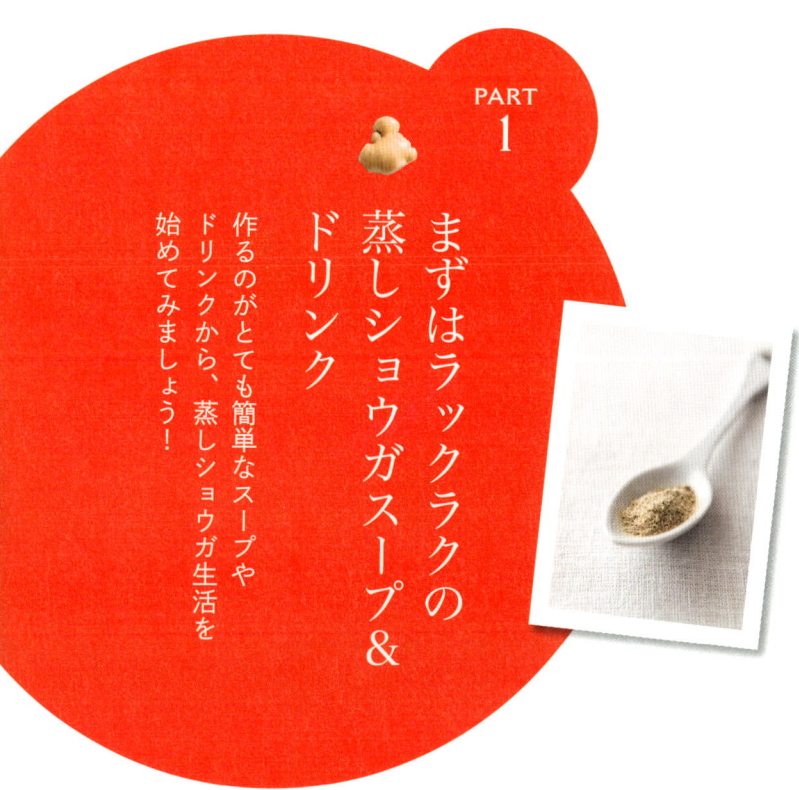

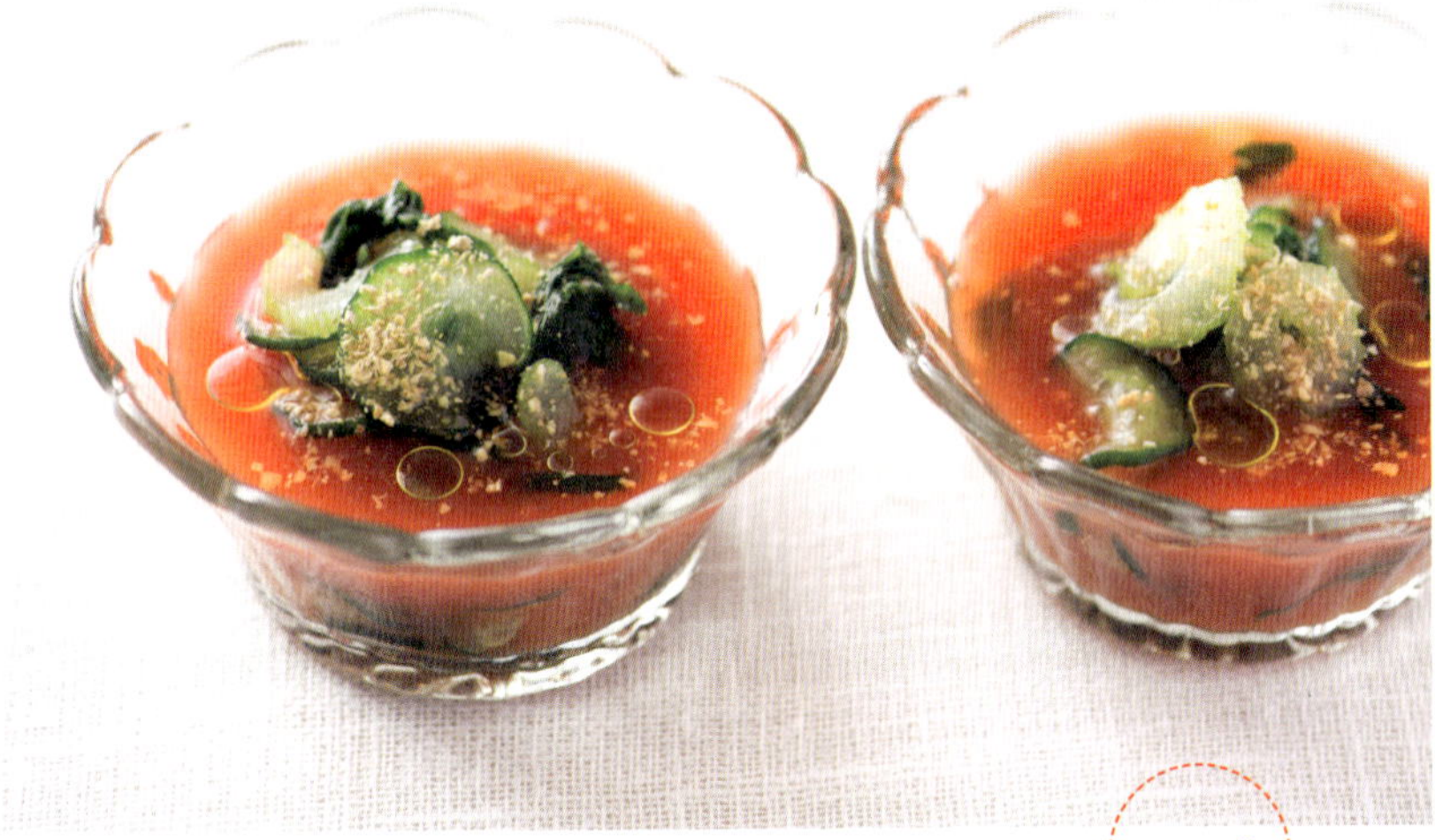

スープ

冷たいスープでも蒸しショウガを足せば体が冷えない！

トマトジュースのらっくらくガスパチョ風

|むくみ|がん|老化|動脈硬化|心疾患|高血圧|貧血|血栓症|利尿|腎臓病|

|暑気あたり|脱毛|抗酸化|免疫アップ|滋養強壮|

材料（2人分）

A
- 水…1カップ（200cc）
- コンソメ（粉）…小さじ1
- 塩、こしょう…少々

トマトジュース（有塩）…1缶（190g）

B
- きゅうり…1本
- セロリ…¼本

塩…小さじ⅓

オリーブ油…小さじ2

蒸しショウガ…小さじ1

作り方

1 Aを小鍋に入れて煮立て、少し冷ましてから冷蔵庫に入れるか氷水を底にあてて冷やす。トマトジュースも冷蔵庫で冷やしておく。

2 Bは薄切りにして塩をふって約10分おく。

3 ②を絞って二等分に器に盛り、①を合わせて器に注ぎ、オリーブ油と蒸しショウガをかける。まぜながらいただく。

POINT

本格的にガスパチョを作るなら、完熟トマトを使いますが、市販のトマトジュースを利用すれば簡単にできます。蒸しショウガは冷たい水分に溶けると薬効が減っていくので、早めに食べましょう。

殻つきのあさりで満足感もバッチリ

にらとあさりの韓国風スープ

|胃腸病|生理不順|生理痛|肝機能|貧血|滋養強壮|

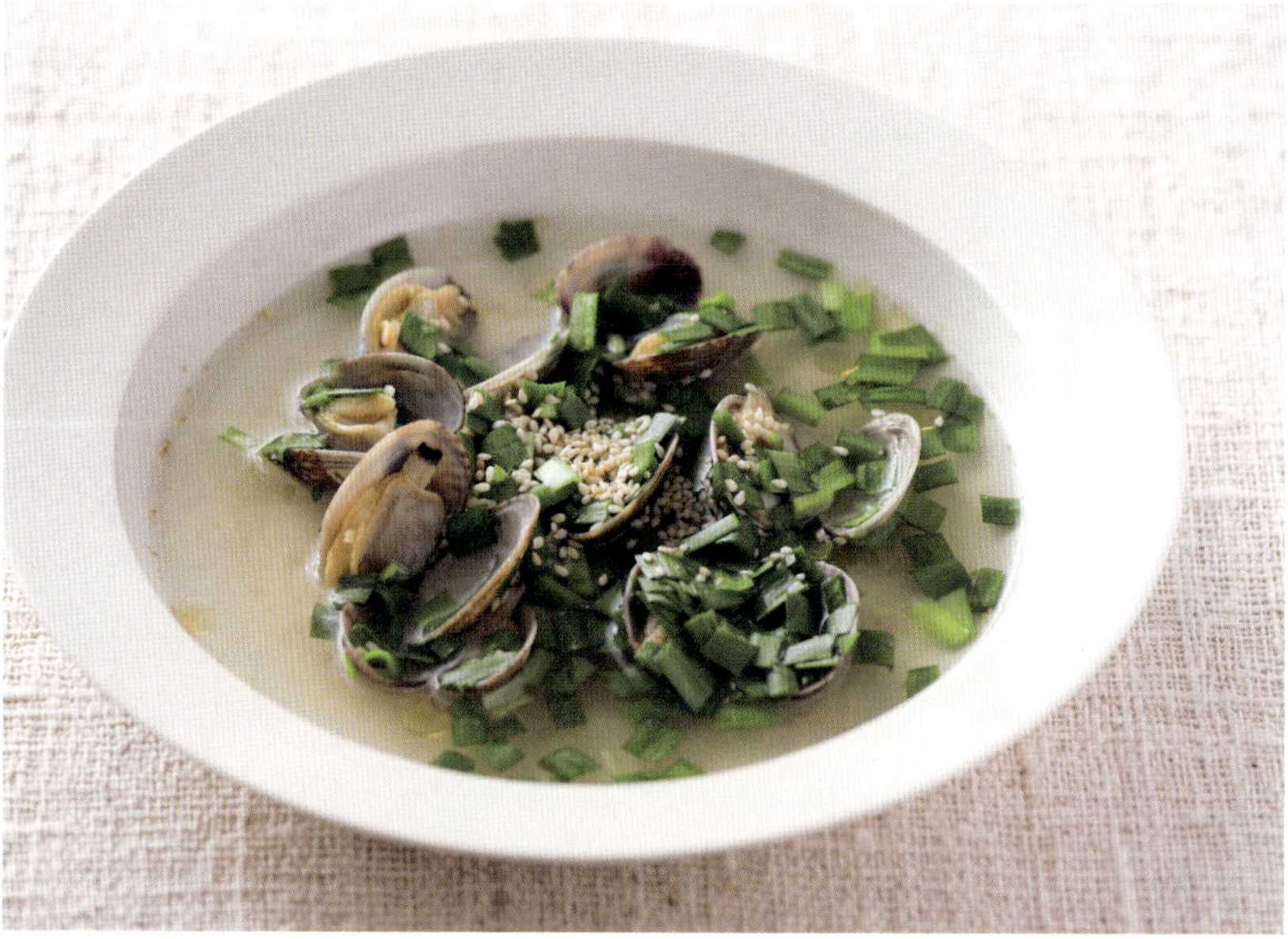

材料（2人分）

あさり（砂出し済み）…150g

A
- 水…2カップ（400cc）
- 蒸しショウガ、鶏ガラスープの素…各小さじ1
- こしょう…少々

小口切りのにら…¼束分（約25g）

B
- ごま油…小さじ1
- 白ごま…小さじ1

作り方

1 あさりは水洗いし、Aとともに鍋に入れて煮立てる。弱火にしてアクがでたらすくい、あさりの口が開くまで煮る。

2 味を見て足りなければ塩少々（材料外）を足し、にらを入れて火を止める。

3 器に盛り、Bを二等分にふる。

スープ

POINT

にらは体を強力に温める野菜。臭いの元はアリシンと言って、ビタミンB_1の吸収を高めて糖の代謝を促したり、滋養強壮効果を発揮。あさりのタウリンは肝機能をアップさせます。

素材の味を生かしたシンプルレシピ

にんじんのすり流し

| 万病 | がん | 美肌 | 貧血 | 風邪 | 冷え性 | 生理不順 | 骨粗しょう症 | 血行促進 | 免疫アップ |

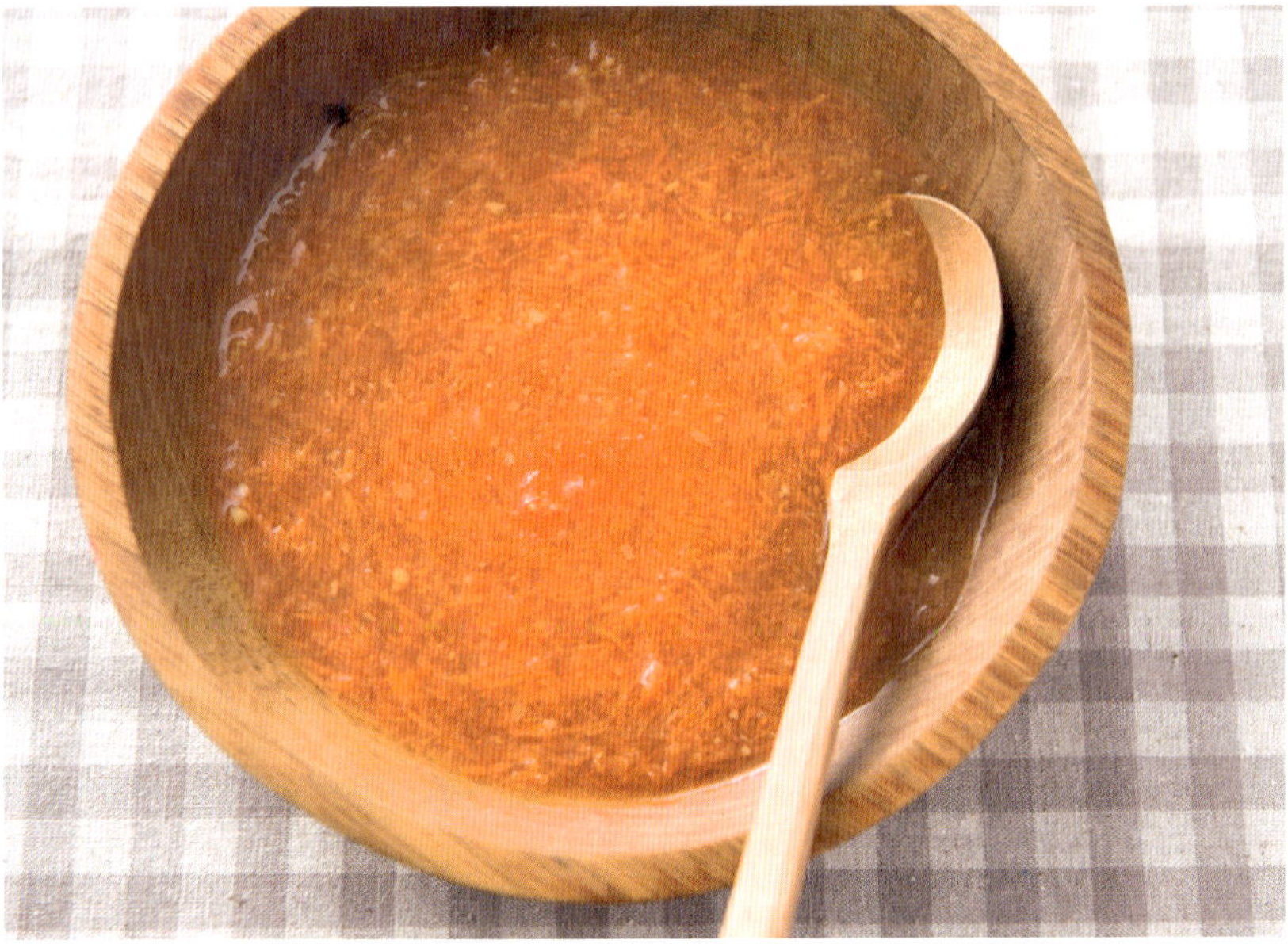

材料（2人分）

A
- だし…2カップ（400cc）
- しょうゆ、蒸しショウガ…各小さじ1
- 塩…小さじ⅓

すりおろしたにんじん…½本分

B
- 片栗粉…大さじ1
- 水…大さじ2

作り方

1 Aを煮立ててにんじんを加え、アクが出たらすくう。

2 弱火で2〜3分煮て、まぜ合わせたBでとろみをつける。

スープ

POINT

冷製でもおいしく召し上がれます。冷製にする場合は、蒸しショウガが冷たい水分に溶けると薬効が減っていくので、早めに食べましょう。にんじんはカロテンが豊富で、万病に効く健康野菜。

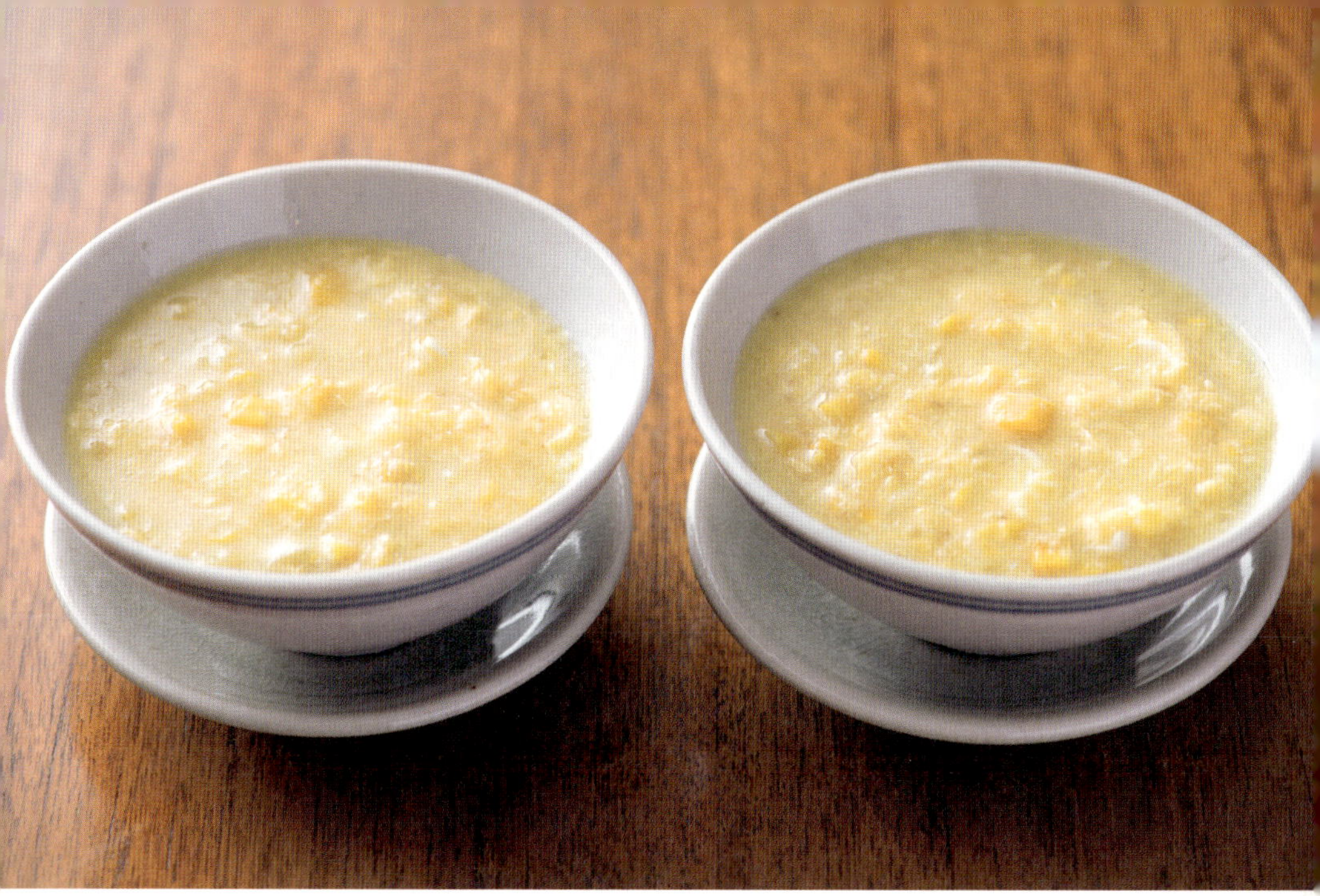

自然のとろみで優しい味わい

コーンクリームスープ

|むくみ|便秘|滋養強壮|

材料（2人分）

A
- 水…1¼カップ
- 鶏ガラスープの素、蒸しショウガ …各小さじ1
- 塩…小さじ⅓
- こしょう…少々

コーンクリーム缶…1カップ（200cc）
卵…1個分
ごま油…小さじ½

作り方

1. Aを煮立ててコーンクリームを入れる。卵は溶いておく。
2. 煮立ったら卵を細く流し入れ、固まったらごま油を香りづけに加えて火を止める。

スープ

POINT

コーンには、食物繊維やカリウム、マグネシウムなどが含まれています。缶だと手軽に利用できてオススメ。

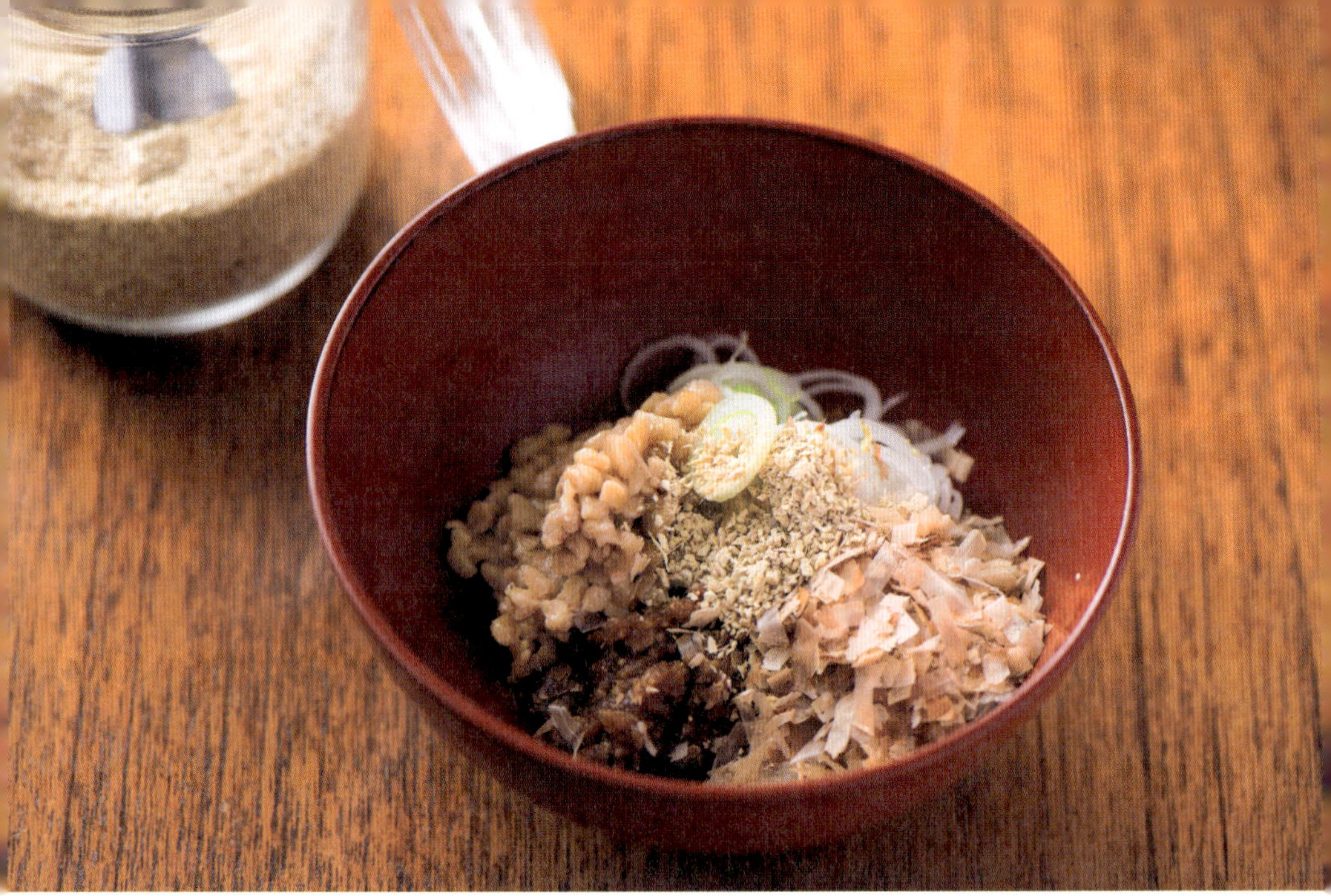

パパっと作れてとってもおいしい

即席とろーりみそ汁

骨粗しょう症 / 老化 / 更年期障害 / 血栓症 / 風邪 / がん / 鎮静作用 / 滋養強壮 / 美肌 / 食欲増進 / 整腸作用

材料（2人分）

長ねぎ…⅛本
みそ…大さじ2
蒸しショウガ…小さじ1
ひき割り納豆…1パック（約40g）
かつおぶし…2g（ひとつかみ）

作り方

1 長ねぎは小口切りにする。

2 すべての材料を2個の器に分けて、食べるときに熱湯を各1カップずつ（材料外）入れてまぜる。

みそ汁

POINT

納豆、かつおぶし、みそ、長ねぎはどれも体を温める食品。健康食材のコラボパワーで体を強力に温めましょう。

だいこんの旨みたっぷり！

切り干しだいこんのみそ汁

｜骨粗しょう症｜老化｜更年期障害｜がん｜貧血｜疲労｜風邪｜
｜食欲増進｜美肌｜整腸作用｜

みそ汁

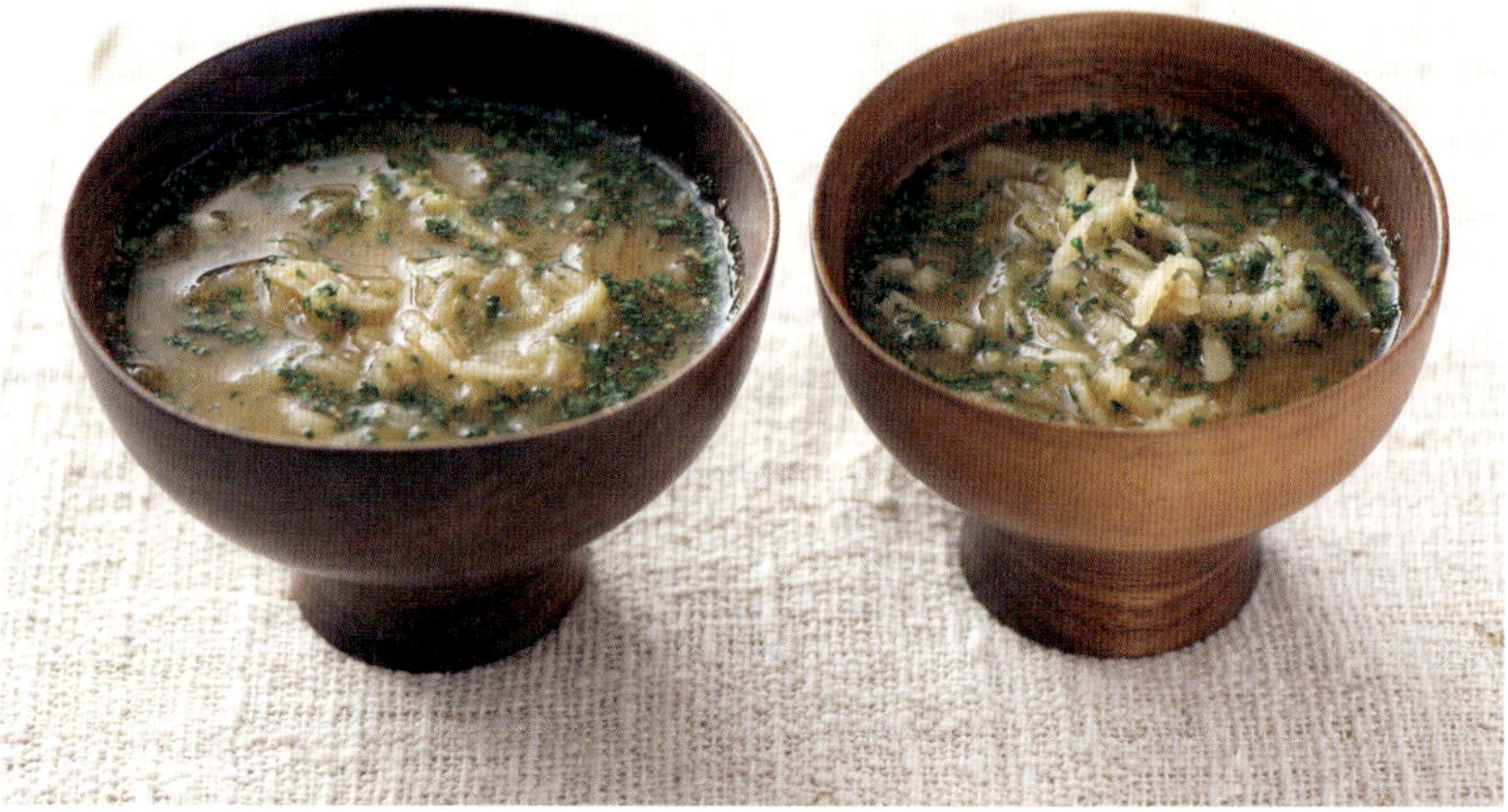

材料（2人分）

切り干しだいこん…20g

A ┌ だし…2カップ（400cc）
　└ 蒸しショウガ…小さじ1

みそ…大さじ2

あらみじんのパセリ…大さじ2

作り方

1 切り干しだいこんはたっぷりの水の中でもみ、柔らかくなったら水けを絞っておく。

2 Aと①を鍋に入れて火にかけ、煮立ったら弱火にして2分煮る。みそを溶き入れ、パセリを加えて火を止める。

POINT

生のだいこんには体を冷やす作用がありますが、切り干しだいこんにすると体を温める食品となり、カルシウムや鉄分も増えます！　パセリはビタミンCの含有量が多く、飾りにするだけで食べないのはもったいない。このレシピならおいしくいただけます。

清涼感いっぱい。疲れがスーッととれる！

ミントレモンジンジャー

|がん|風邪|美肌|疲労|ストレス|暑気あたり|消毒作用|食欲増進|
|鎮静作用|整腸作用|滋養強壮|

コールドドリンク

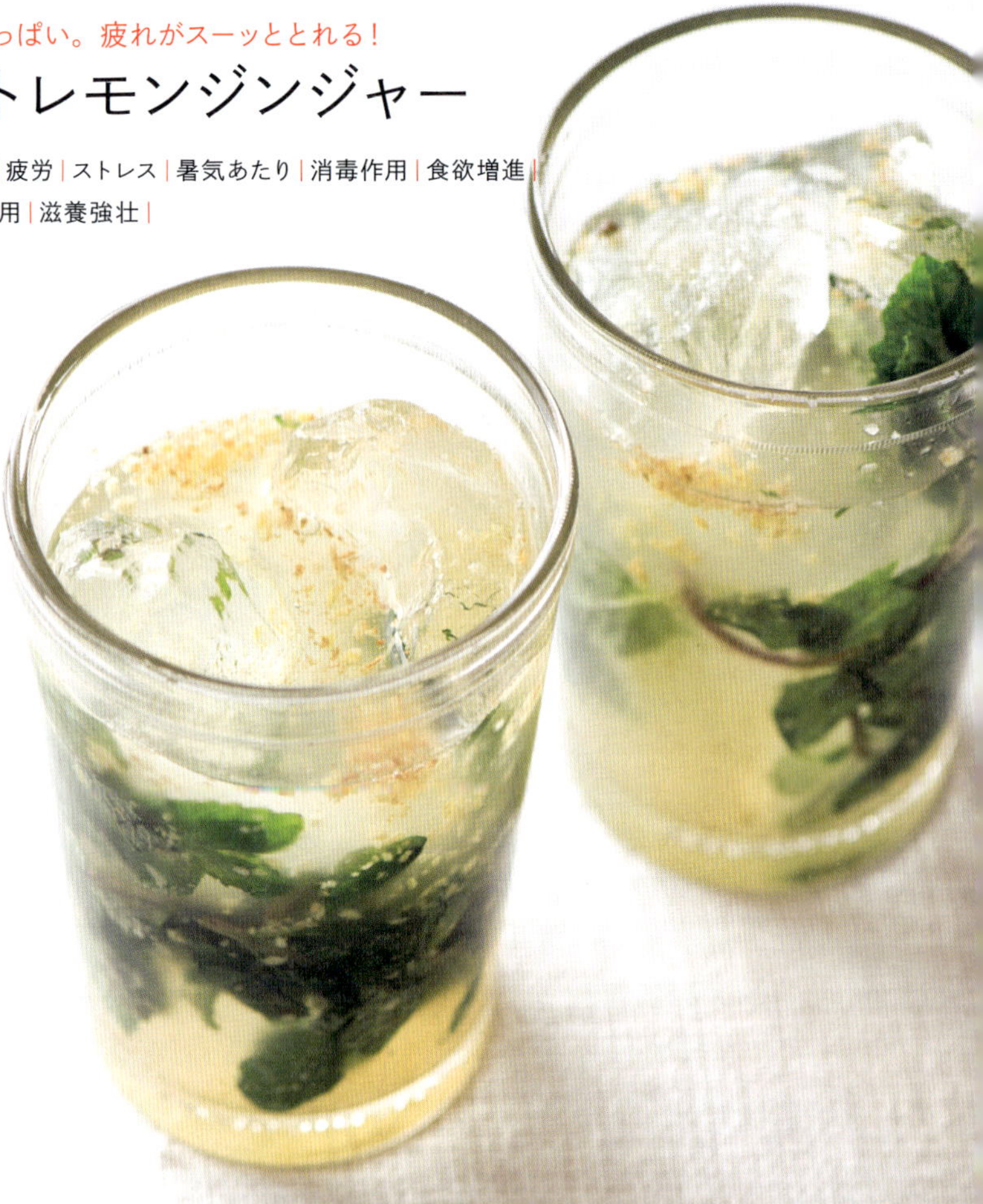

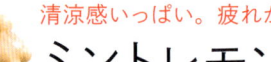

材料（2人分）

熱湯…1カップ（200cc）

A
- ミントの葉…10g
- はちみつ…大さじ3
- 蒸しショウガ…大さじ½

レモン汁…½個分

作り方

1 熱湯にAを入れ、ミントはスプーンなどで香りが出るようにつぶしながらまぜ、はちみつが溶けたらレモン汁を加えてまぜる。

2 氷（材料外）を入れたグラスに移し、まぜる。

POINT

冷たいドリンクに蒸しショウガを足せば、体を冷やす欠点がなくなります。ミントやレモンには、精神の疲れをスーっと癒す作用あり。はちみつは白砂糖と同じ甘さで換算すると、白砂糖の約60%とカロリーが控えめでビタミン、ミネラルなどの健康成分も豊富に含まれています。白砂糖は体を冷やすので、ドリンクに甘味をつけたいときははちみつがオススメなのです。

ショウガのスパイシーさが味のアクセント

コーヒーフロート蒸しショウガ

|ストレス|

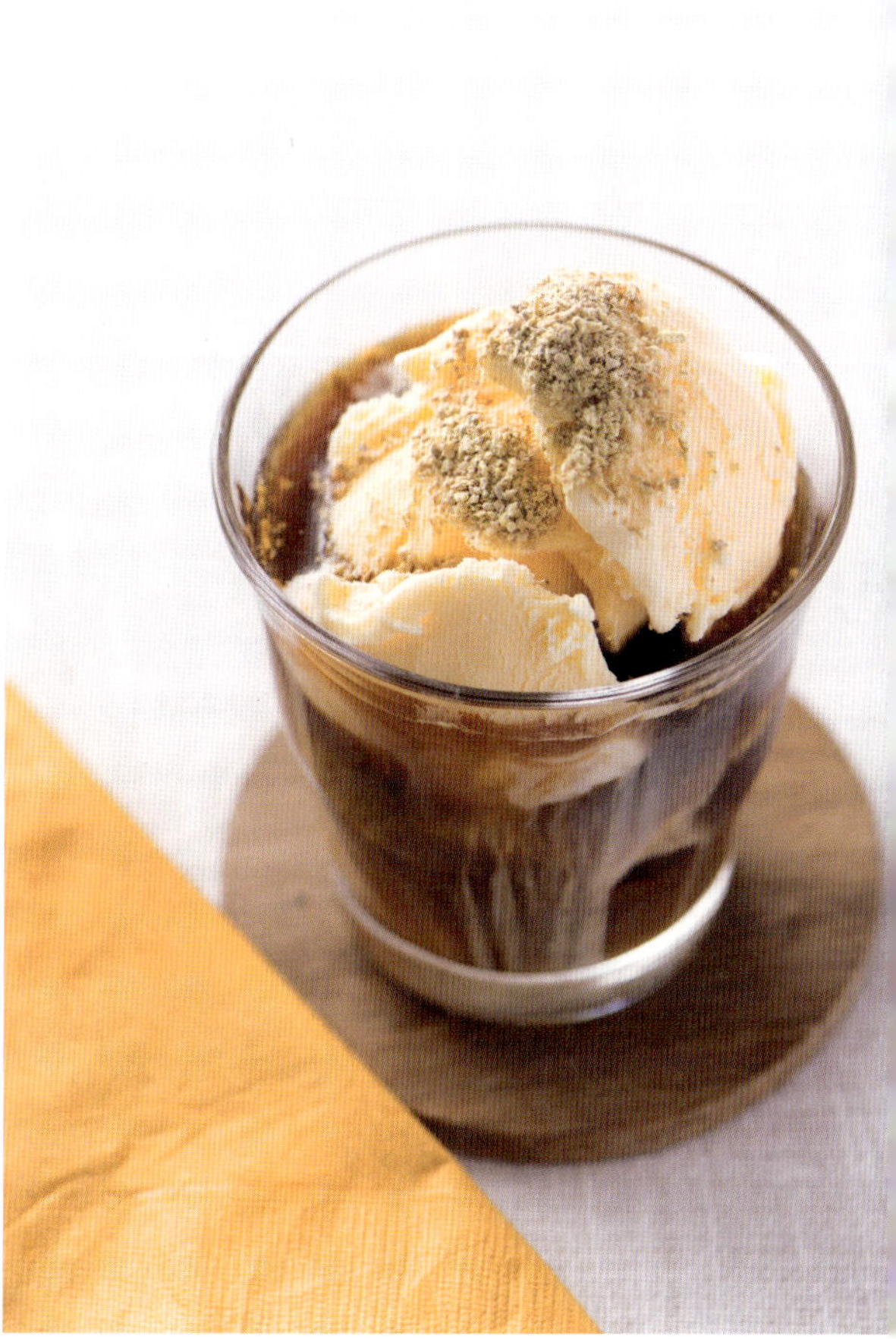

材料（2人分）

熱いコーヒー（濃く出したもの）
…1カップ（200cc）
バニラアイス…1個（200㎖）
蒸しショウガ…小さじ1

作り方

1 グラスに氷（材料外）を入れ、コーヒーを注いでまぜる。

2 上にバニラアイスを飾り、ショウガをふる。

コールドドリンク

POINT

冷たいコーヒーには体を冷やす作用がありますが、どうしても飲みたくなるときありますね。そんなときは、蒸しショウガをささっとかければ大丈夫！　シナモンのようなスパイスになり、味もおいしいです。

体が冷えるときにポカポカあったまる

蒸しショウガ紅茶の葛《くず》湯《ゆ》

|老化|動脈硬化|肩こり|脳卒中|疲労|肝機能|長寿|精神安定|記憶力アップ|
|美肌|美髪|

材料（2人分）

紅茶（ティーバック）…1袋

A
- はちみつ…大さじ1～2（好みで）
- シナモン（粉）…少々
- 蒸しショウガ…小さじ1

B
- 片栗粉…大さじ1
- 水…大さじ2

作り方

1 熱湯1.5カップ（分量外）に紅茶を入れて2～3分おき、小鍋にAとともに入れて煮立てる。

2 まぜ合わせたBでとろみをつける。

ホット
ドリンク

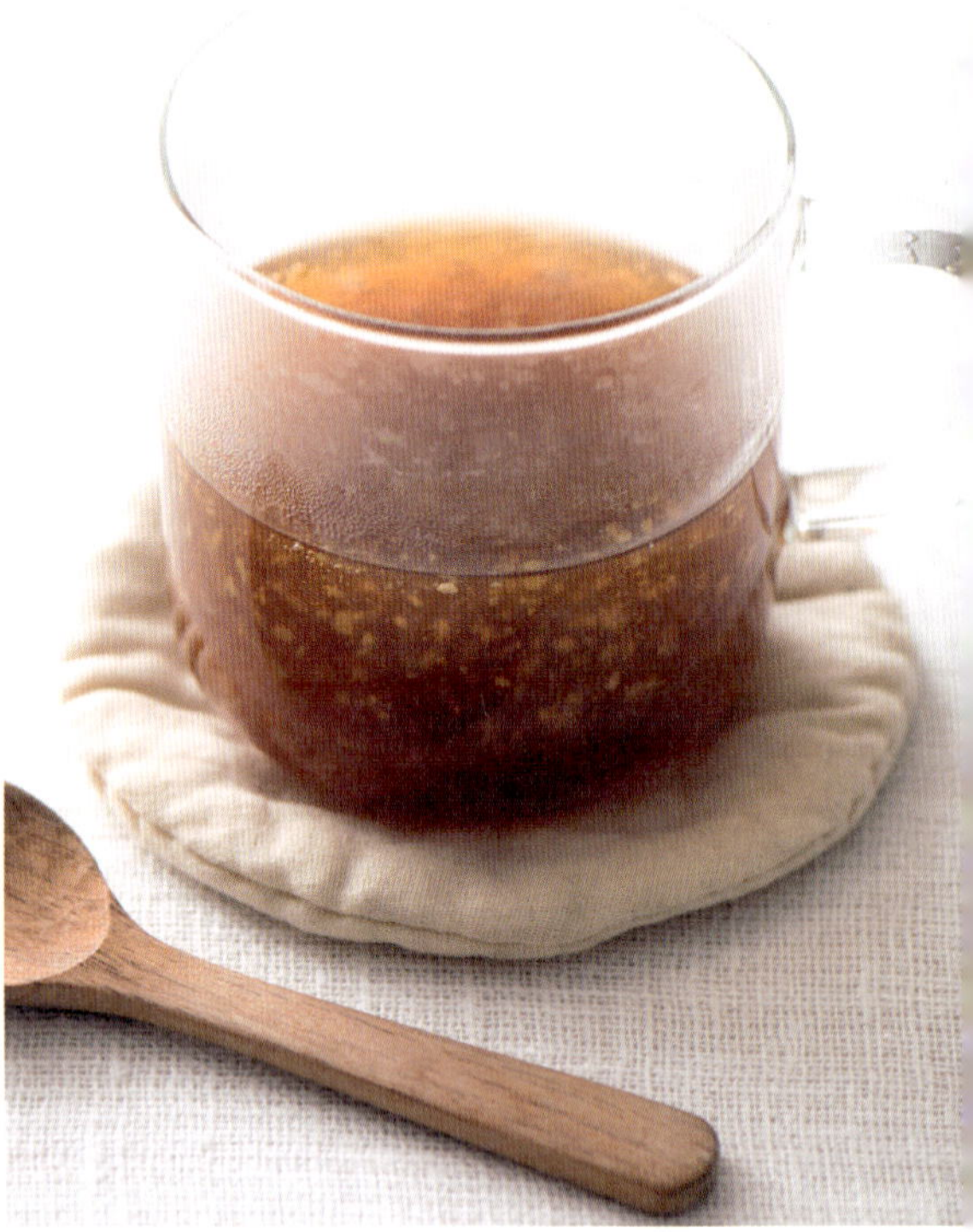

POINT

シナモンは生薬として用いられることもあり、漢方で「桂皮（けいひ）」と言って、血の流れをよくし、その香りによって気の流れもよくするとして利用されています。紅茶は、筆者も毎日のように飲んでいる陽性の健康茶。カフェインを気にする方もいますが、紅茶のテアニンというアミノ酸とカフェインが結びつき、カフェインの作用を穏やかにします。

材料（2人分）

A
- きな粉、黒すりごま…各大さじ1
- はちみつ、蒸しショウガ…各小さじ1

豆乳…1カップ（200cc）

作り方

1 小鍋にAを入れ、豆乳を少しずつ加えてよく溶きまぜる。

2 火にかけ、煮立つ手前で火を止める。

ホットドリンク

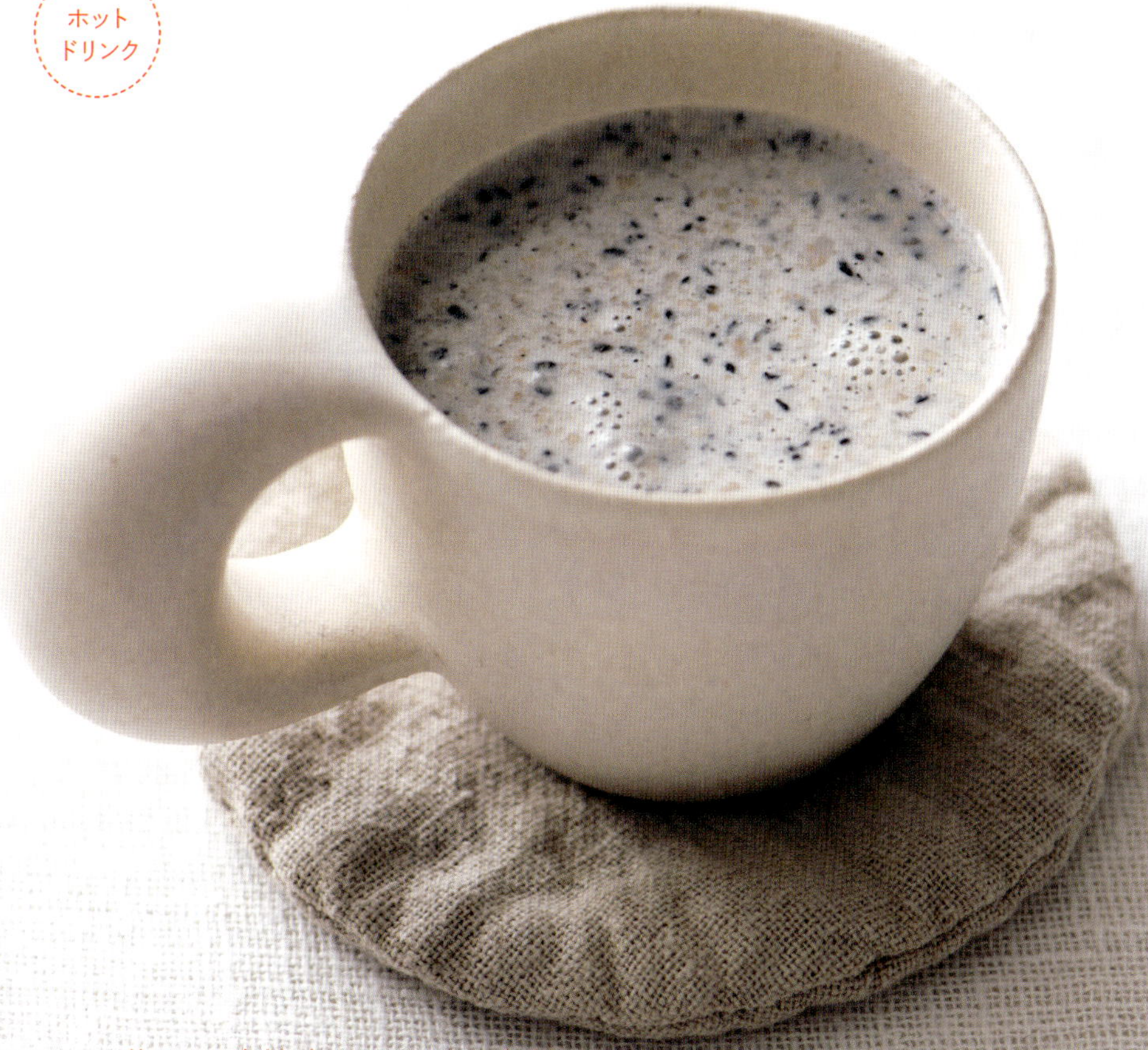

体によい素材ばかりのスーパー飲料です！

黒ごまきな粉の豆乳ドリンク

|便秘|骨粗しょう症|がん|更年期障害|老化|滋養強壮|整腸作用|美肌|美髪|ダイエット|脳の活性化|

POINT

豆乳は、漢方で体力を補い、肌荒れを治し、肺にこもったよぶんな熱をとり、たんを切る、とされています。大豆と同様に大豆たんぱく、オリゴ糖、ビタミンB群、ビタミンC群など体によい成分がたくさん含まれてますが、体を冷やすため、加熱したり、蒸しショウガを加えることが肝心です。

【蒸しショウガの】

Q&A 1

Q.1

蒸しショウガは必ず「蒸す」ことが必要ですか？

実は蒸さずにただ乾燥させるだけの「乾燥ショウガ」でも、生ショウガよりは体を温める効果大！

ですから、蒸す工程が手間な人は干すだけでもOKです。ただ、蒸しショウガのほうがもちろん効果はより高いです！

Q.2

蒸しショウガは「粉末」にしないとダメでしょうか？

粉末にしてもしなくても効果は変わりません。私は粉にする前のフレーク状のものを、ビールのおつまみ代わりにガリガリと食べています。けれども、慣れないとけっこう辛く感じるでしょう。通常は粉末のほうが舌触りもよく、辛さもやわらぐので食べやすいです。

Q.1

市販の蒸しショウガでもよいのでしょうか？

OKです。市販にも蒸しショウガと乾燥ショウガがありますが、たとえば、金時生姜《きんときしょうが》という、一般のショウガよりも薬効が約4倍含まれているものの粉末が、インターネットなどで売られています。この金時生姜のものは、乾燥だけでもパワーがあります。

とはいえ、自分でつくった蒸しショウガのほうが辛さがやはり本物だと感じます。時間がないときは市販のもの、余裕があるときは手作りするとよいでしょう。

PART
2

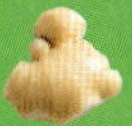

蒸しショウガを野菜レシピでもっとヘルシーに！

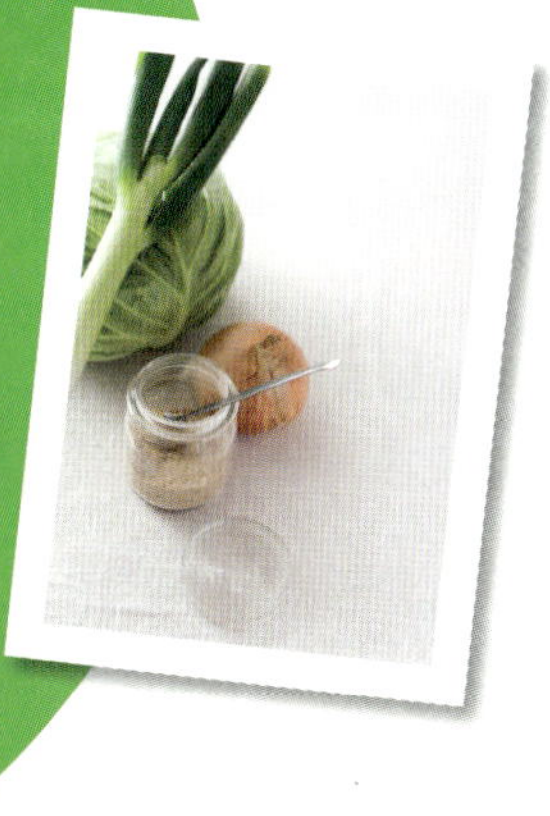

血液を浄化するファイトケミカル（植物性化学物質）。これがたくさん含まれている野菜を、蒸しショウガとともにたっぷり摂りましょう！

のりやわかめ、こんぶ、ひじきなど、海藻類にはミネラルが含まれ、とても健康的な食品です。独特のヌメリは多糖類アルギン酸で、高血圧や動脈硬化の予防、整腸作用、食品添加物の排泄作用などで知られています。

サッパリとした副菜がほしいときに！

わかめときゅうりの酢の物

|高血圧|腎臓病|暑気あたり|脱毛|がん|利尿|

材料（2人分）

わかめ（乾燥）…大さじ2（6g）
きゅうり…1本
塩…小さじ⅓
蟹風味かまぼこ…5〜6本（40g）
A
酢、だし…各大さじ2
蒸しショウガ、しょうゆ、はちみつ…各小さじ1
塩…少々

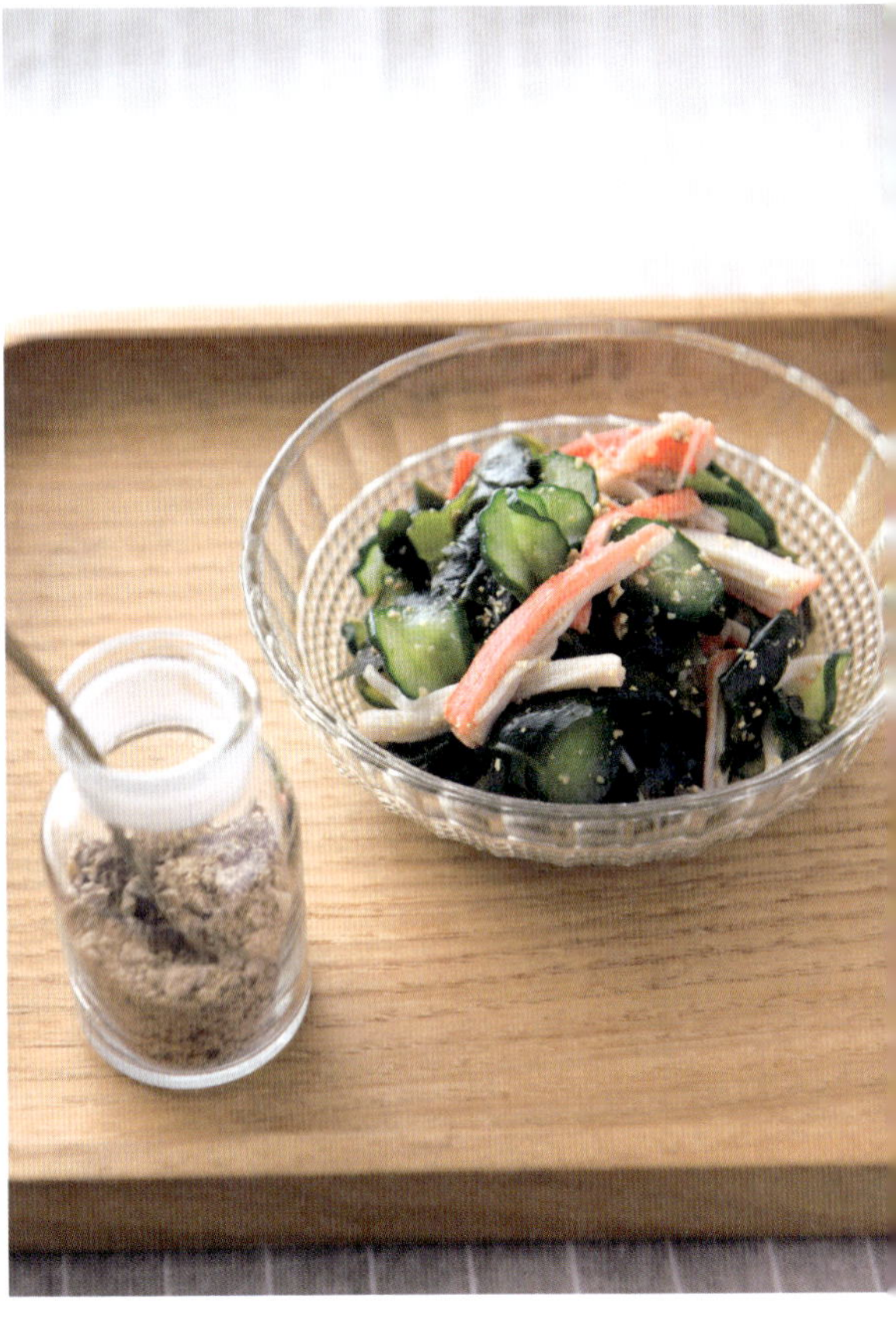

作り方

1 きゅうりは小口に切り、塩をまぶして約15分おき、軽くもんでしぼる。わかめは水でもどし、かまぼこはあらくほぐす。

2 ①、Aをまぜ合わせる。

POINT

むくみ対策や抗がん作用を期待できるあるきゅうりは体を冷やしますが、蒸しショウガを使えばその欠点がなくなります。わかめは海藻の中でもクロロフィルが多く含まれ、抗がん効果も期待できます。

海藻類

○疲労○高血圧○骨粗しょう症○がん○老化○血行促進○整腸作用○

材料（2人分）

ごはん…200g（茶碗大盛り1杯）

A ごま油、蒸しショウガ…各小さじ1
  塩…小さじ¼

ほうれんそう…¼束（約50g）

焼き海苔…1枚

プロセスチーズ…
  30g（スライスチーズなら2枚）

キムチ…30g

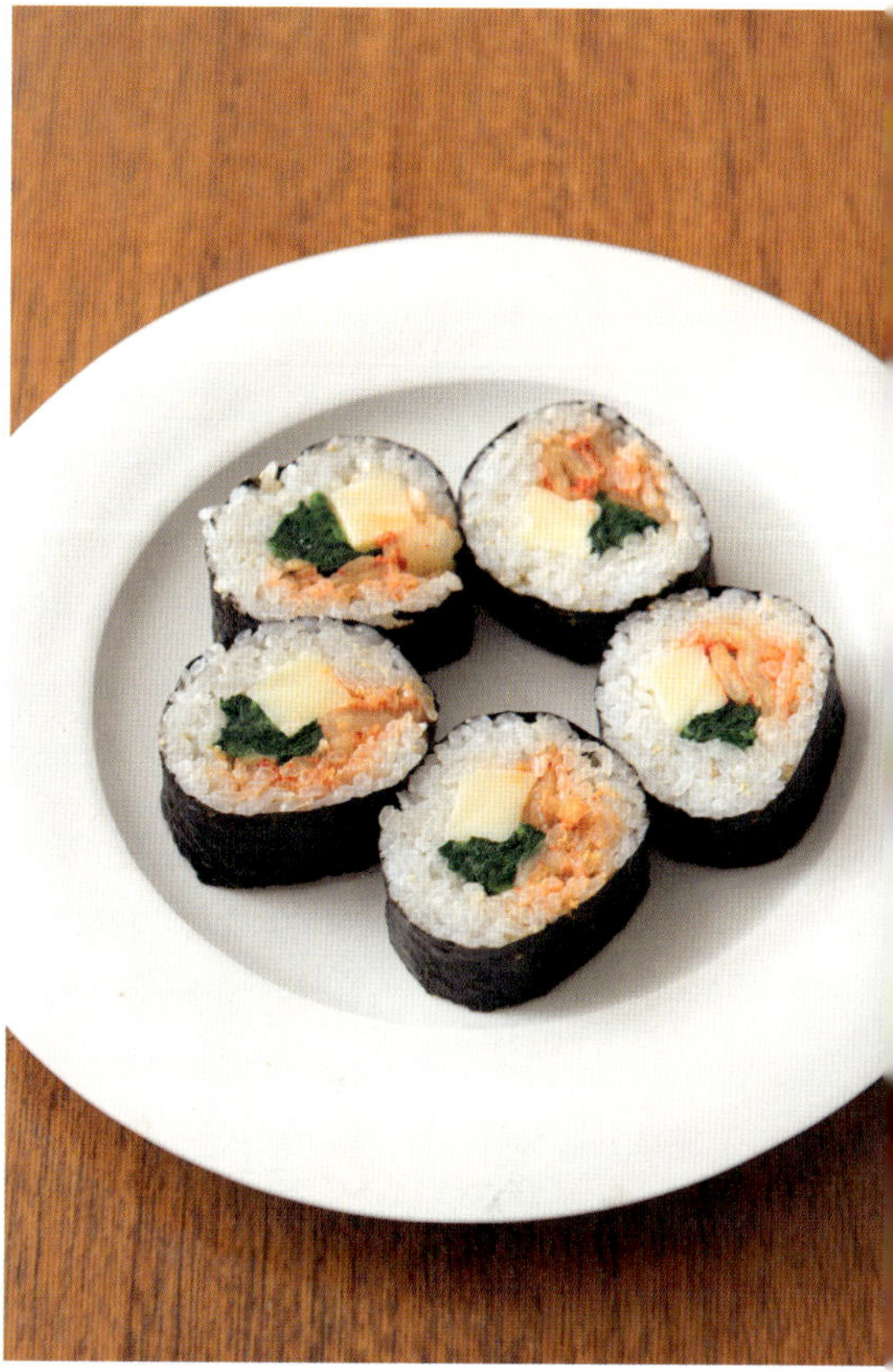

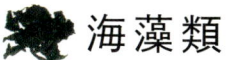

作り方

1 熱いごはんにAを加えまぜる。

2 ほうれんそうは塩（材料外）を入れた湯でゆでて、流水で冷まし水けを絞る。チーズは1cm角の棒状に切る。キムチは大きければきざむ。

3 ラップをしいて海苔をおき、①を上にのせて薄く広げる（向こう約3cmは巻きしろとして空けておく）。

4 ごはんの手前と向こうを3～4cmずつ空けて、②を横向きにのせる。ラップを使って巻く。食べやすく切って盛る。

見た目華やか。ピクニックのお弁当にも◎！

韓国のり巻きキンパ風

｜老化｜がん｜動脈硬化｜風邪｜疲労｜高血圧｜骨粗しょう症｜免疫アップ｜利尿｜抗酸化｜
｜血行促進｜整腸作用｜栄養補給｜

POINT

海藻類の中でものりにはタンパク質、タウリン、ビタミンCが多く含まれています。ほうれんそうもカロテン、ビタミンB群、C、E、葉酸、鉄分、亜鉛などが豊富に含まれている超健康食品。キムチは発酵食品で、体を温めます。

食用にはしいたけ、しめじ、えのき、エリンギなどいろいろな種類があります。漢方では夏バテを解消し、体にこもったよぶんな熱をとるとされていて、体を冷やす陰性食材。けれども、食物繊維やビタミンB、Dもたくさん含まれているので、蒸しショウガを足すことで、体を冷やす欠点をなくしましょう。カロリーが低いのも魅力です。

材料（2人分）

A
- エリンギ…1パック（100g）
- まいたけ…½パック（50g）
- たまねぎ…¼個

サラダ油…小さじ1
なめこ…50g（½袋）
あいびき肉…150g

B
- カレー粉、ケチャップ…各大さじ1
- 蒸しショウガ…小さじ1
- しょうゆ…大さじ½
- 塩…少々

玄米ごはん…2人分
パセリ（みじん切り。あれば）…少々

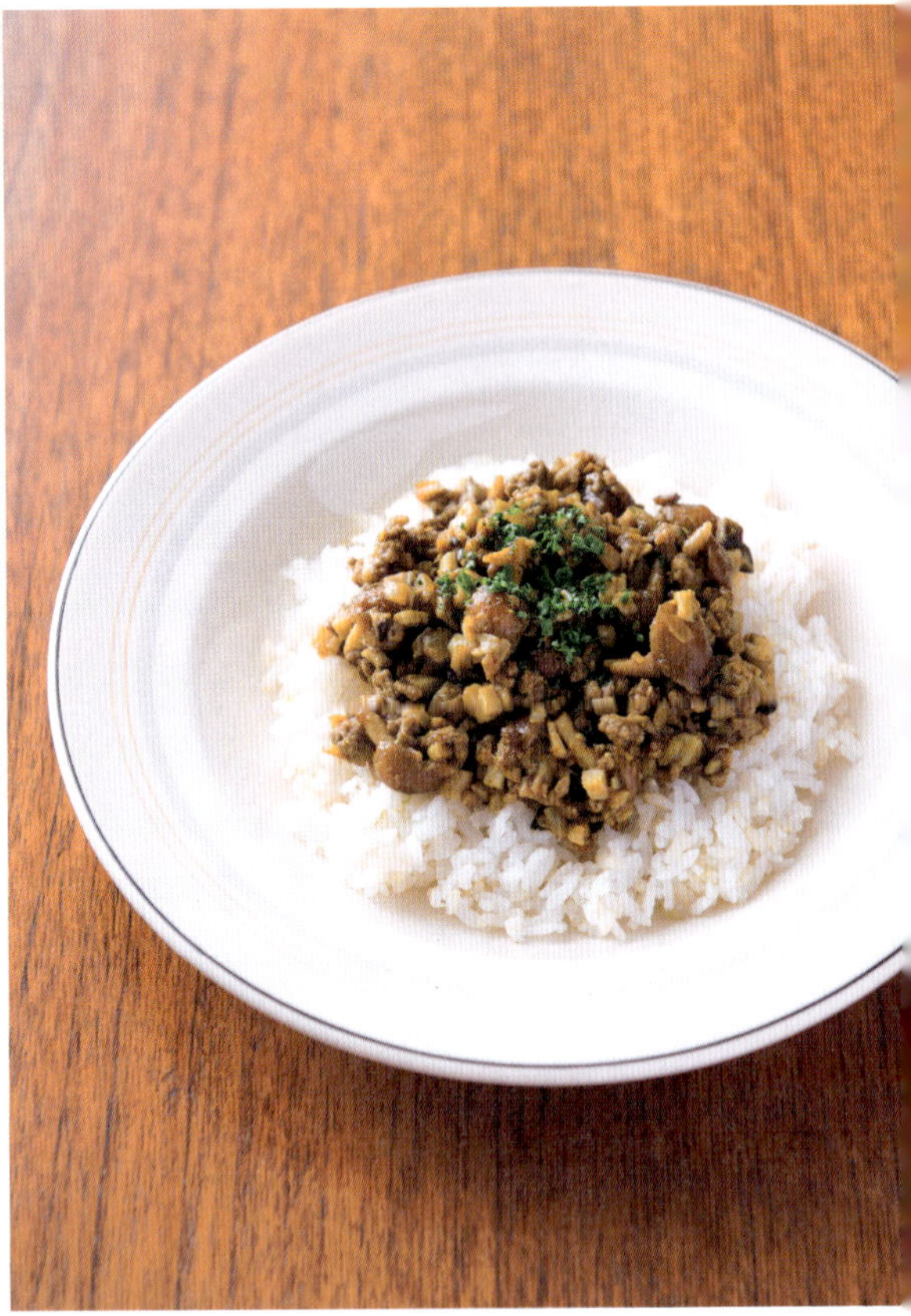

作り方

1. Aはあらみじんに切る。
2. フライパンに油を熱して、たまねぎを入れて1～2分弱火でいためる。エリンギ、まいたけ、なめこを加えてさらに2～3分、全体にしんなりするまでいためる。
3. あいびき肉を加えて中火にし、肉の色が変わってきたらBも加えて調味し、1～2分煮る。
4. ごはんの上に③を盛る。あればパセリをふる。

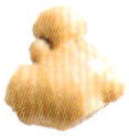

低カロリーなのにボリューミー！

たっぷりきのこのドライカレー

| 疲労 | 血栓症 | 糖尿病 | がん | 動脈硬化 | 抗酸化 | 発汗 | 食欲増進 | 鎮静作用 |

POINT

カレー粉にはうこん、にんにく、クローブ、コリアンダー、ナツメグなど、いろいろな病気の元となる活性酸素を除く抗酸化物質が含まれています。

きのこ類

○疲労○がん○糖尿病○整腸作用○

作っておくと、サラダや料理の付け合わせに大変便利

きのこの蒸しショウガピクルス

|冷え性|アレルギー|美肌|食欲増進|

材料（作りやすい分量、3～4人分）

しいたけ…6個
しめじ…小1パック（100g）
パプリカ…½個

A
- 水…1カップ（200cc）
- 酢…⅓カップ（約65cc）
- はちみつ…大さじ1
- 塩、蒸しショウガ…各小さじ1
- こしょう…少々

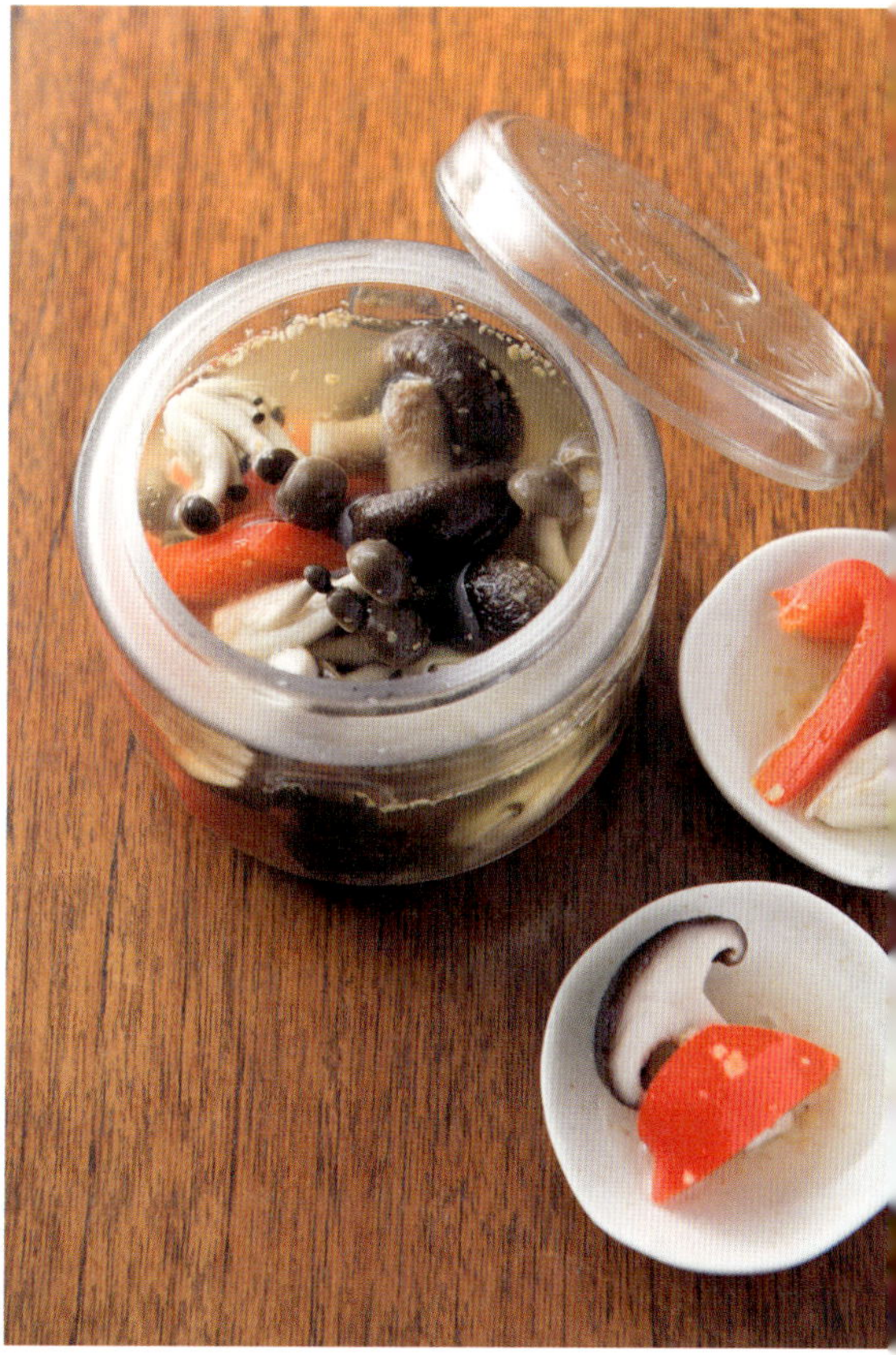

作り方

1 しいたけは石づきを切り落とし、半分に切る。しめじは石づきを切り落とし、小房にほぐす。パプリカは8等分に切り、ななめ半分に切る。

2 鍋にAを合わせて煮立て、①を入れてまぜ、再び煮立ったら火を止める。

3 冷めたら、瓶などに入れて冷蔵庫で保存。4～5日で食べ切る。

POINT

ピクルスの液に、白砂糖ではなくはちみつを使うことでマイルドな味になります。また、白砂糖は体を冷やしますが、はちみつは体を温める陽性食品です。

紀元前４世紀頃の有名医師ヒポクラテスは、キャベツを「腹痛と赤痢の特効薬」と呼んでいました。淡色野菜の中では最もビタミンやミネラルを豊富に含んだ野菜。また、その成分のビタミンＵは胃腸の粘膜を修復するとされています。含まれる硫黄化合物のイソシアネートはがんに効果があります。

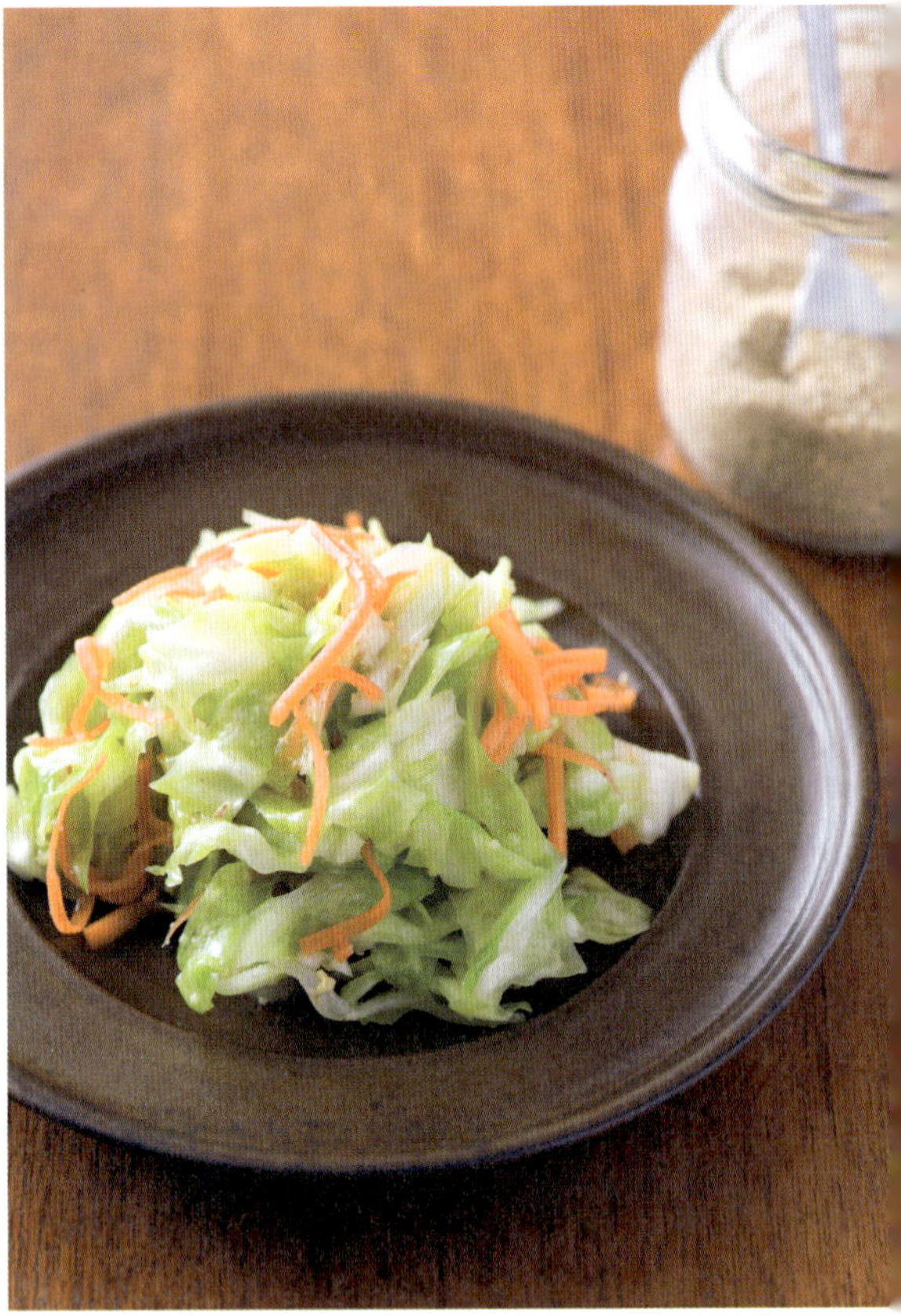

材料（２人分）

太いせん切りのキャベツ
…大２枚分（約200g）

A
- にんじん…⅛本
- たまねぎ…1/12個

B
- 酢…大さじ1
- 蒸しショウガ、オリーブ油、はちみつ…各小さじ1
- 塩…小さじ⅓
- こしょう…少々

作り方

1 Aはせん切りにする。

2 ①とB、キャベツをビニール袋に入れ、15分ほどおいてもみ、水けを絞って盛る。

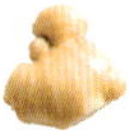

はちみつでほどよい甘味と旨みをプラス

ジューシーコールスロー

| 疲労 | 心疾患 | 動脈硬化 | 高血圧 | 万病 | がん | 貧血 | 風邪 | 冷え性 | 生理不順 |
| 骨粗しょう症 | 整腸作用 | 滋養強壮 | 血行促進 | 美肌 | 免疫アップ |

POINT

ビタミンCは加熱に弱いため、こうしてキャベツを生で摂るのが効果的。

キャベツ

○風邪○ストレス○便秘○貧血○がん○胃腸強壮○美肌○

定番レシピに蒸しショウガが効いています

キャベツとしらすのペペロンチーニ

冷え性	疲労	血栓症	糖尿病	心疾患	動脈硬化	高血圧	風邪	ストレス
便秘	貧血	がん	眼精疲労	脳卒中	骨粗しょう症	消化促進	血行促進	代謝アップ
滋養強壮	整腸作用	利尿	美肌	胃腸強壮

材料（2人分）

パスタ…160g
オリーブ油…大さじ2
薄切りのにんにく…1かけ分
小口切りのとうがらし…1本分
しらす…50g
ざく切りのキャベツ…大さじ2枚（200g）
A 蒸しショウガ…小さじ1
A 塩…小さじ1/3
A こしょう…少々

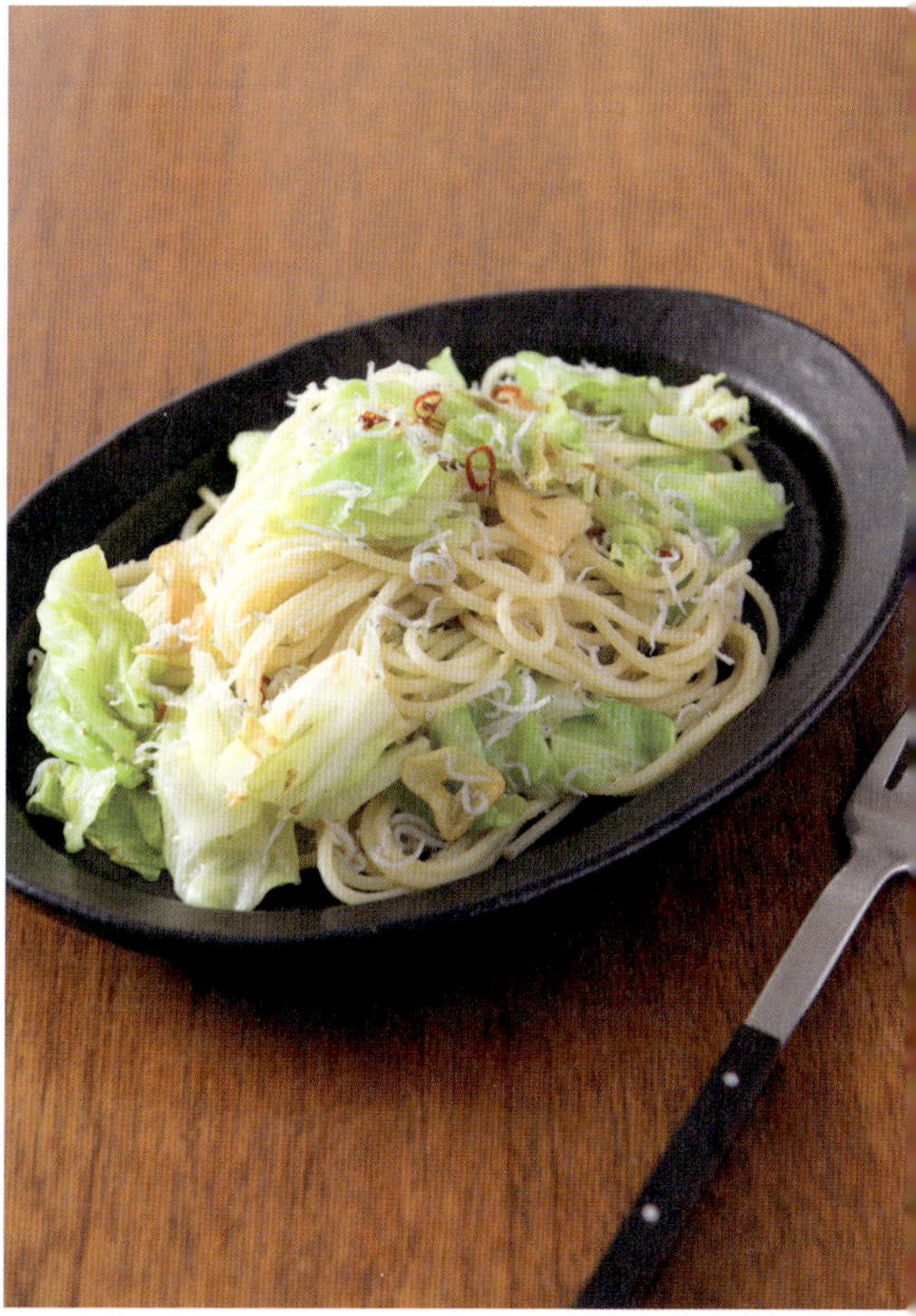

作り方

1 パスタは袋の表示のゆで時間より2分短くキッチンタイマーを設定し、ゆで始める。

2 オリーブ油を弱火で熱し、にんにくをいためる。うすく色づいてきたらとうがらしを加えて軽くいためて、しらすも加えて火を止める。

3 タイマーが鳴ったら、キャベツを①に加えてしんなりしたら全てざるに上げる。②に加えてAで調味し、全体がなじむまでいためる。

POINT

とうがらしは、漢方で消化器系を温め、食欲を増進するとされている食材です。にんにくに含まれるスコルジンという成分には、血糖値を下げる働きがあります。オリーブ油は動脈硬化や心疾患によいといわれています。ペペロンチーニはこの3つの健康食材がおいしく摂れるヘルシーメニュー。

漢方で、胃腸の炎症を抑えて粘膜を保護するとされています。カリウムが多量に含まれているので、利尿を促します。ビタミンCも豊富なので、風邪対策や美肌にも効果的。ビタミンCは通常は加熱に弱いのですが、じゃがいものビタミンCはでんぷんに守られているため、加熱で失われにくいのが長所です。

オシャレに見えてとっても簡単！　カリッと香ばしい！

じゃがいもの青のりガレット

｜便秘｜貧血｜骨粗しょう症｜心疾患｜動脈硬化｜高血圧｜

材料（2人分）

じゃがいも…2個
A［青のり…大さじ1
　蒸しショウガ…小さじ1
　塩…小さじ⅓］
オリーブ油…大さじ1

作り方

1 じゃがいもはスライサーでせん切りにし、ボウルに入れてAとまぜる。

2 オリーブ油を熱したフライパンに、①を6〜8等分に丸く広げて並べ、弱めの中火で3〜4分、裏に返して2〜3分こんがりと焼く。

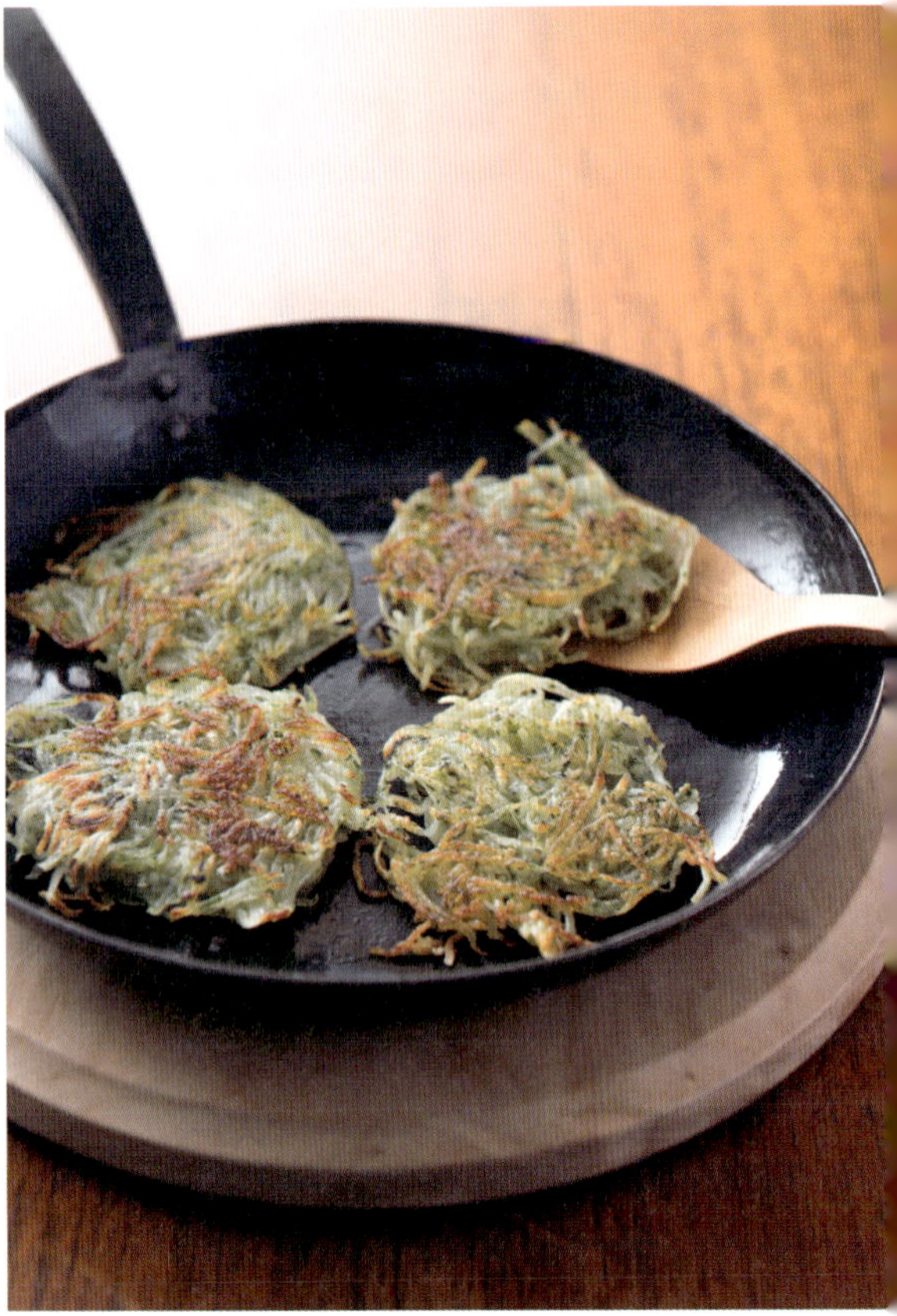

POINT

青のりは海藻類で、カルシウム、マグネシウム、鉄分などのミネラル分や食物繊維が豊富。オリーブ油は酸化しにくい油で、カルシウム、鉄、カリウム、ビタミンA、E、ポリフェノールなどの健康促進成分をたくさん含有しています。

じゃがいも

○むくみ○胃腸病○がん○風邪○美肌○

材料（2人分）

じゃがいも…2個
たまねぎ…¼個
豚こま肉…120g
サラダ油…小さじ1

A
- 水…1.5カップ（300cc）
- 塩麹…大さじ2（メーカーによって多少塩分が変わるので、味を見て調整する）
- 蒸しショウガ…小さじ1
- こしょう…少々

作り方

1. じゃがいもは皮をむいて大きめの一口大に、たまねぎは7～8㎜のくし形に切る。
2. 油を熱し、豚肉をいためる。肉の色が変わってきたら、A、①を加えて煮立て、アクが出たらすくう。
3. 弱火にし、落とし蓋をして12～13分、じゃがいもがやわらかくなったら火を止める。

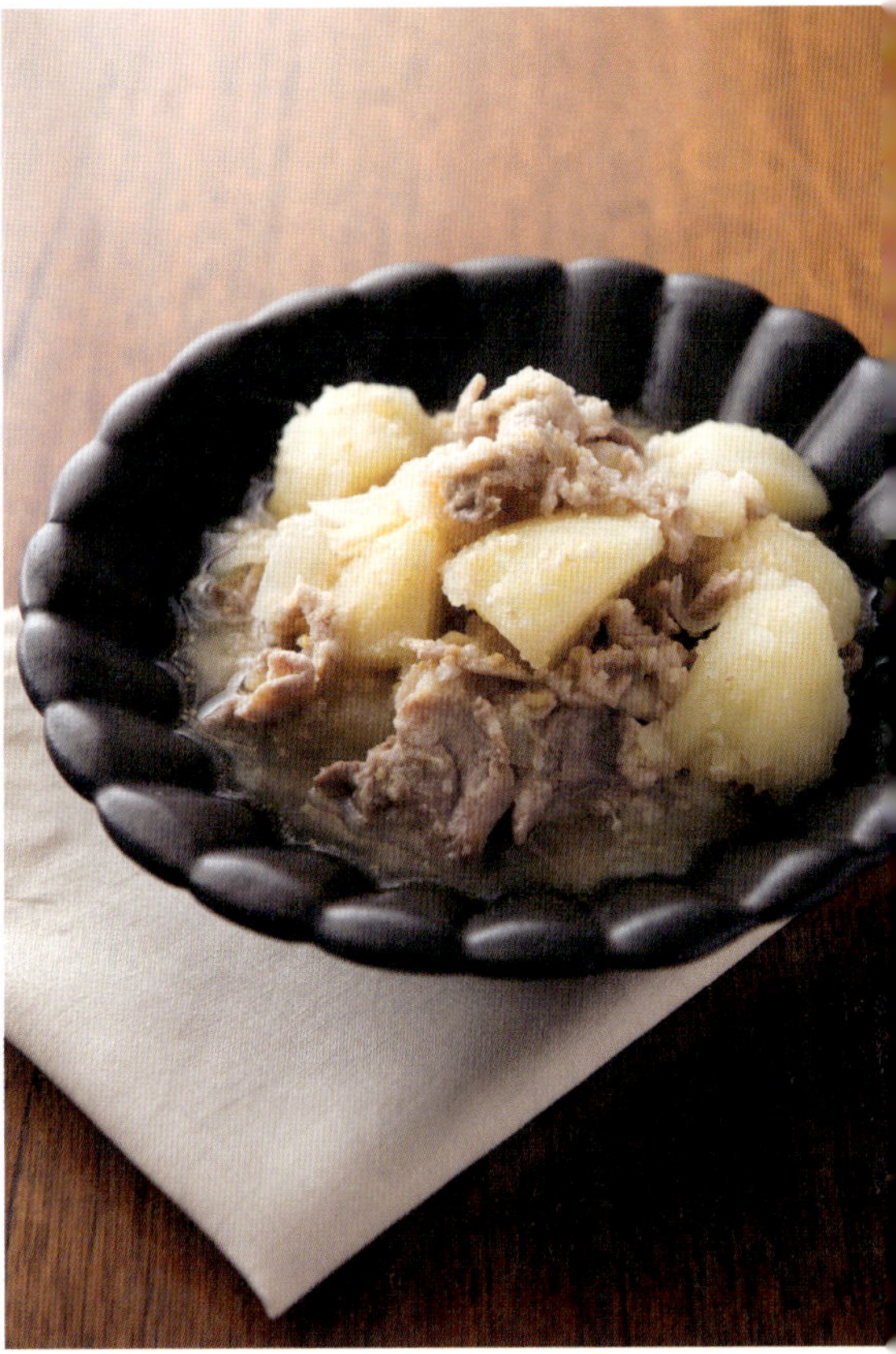

甘くない肉じゃがのおいしさを味わう！

塩麹のさっぱり肉じゃが

｜血栓症｜鎮静作用｜糖尿病｜がん｜動脈硬化｜疲労｜整腸作用｜代謝アップ｜

POINT

発酵食品の塩麹は体を温める作用があります。豚肉と塩麹にビタミンB郡もたっぷり含まれているので、疲労や脂肪燃焼にも◎。

儒学者・貝原益軒《かいばらえきけん》による『養生訓』では、「(だいこんは) 野菜の中で最上のものであるので、毎食食べるのがよい」と述べられています。ビタミンCや消化によい酵素類を大量に含有。生のだいこんは体を冷やす作用がありますが、蒸しショウガを足すことで、とても体によい食品となります。

材料 (2人分)

A
- 鶏ひき肉…150g
- 酒…大さじ1
- 片栗粉、蒸しショウガ…各小さじ1
- 塩、こしょう…各少々

だいこん…7〜8cm (約200g)
米…2合

B
- 蒸しショウガ、しょうゆ…小さじ1
- 塩…小さじ⅓

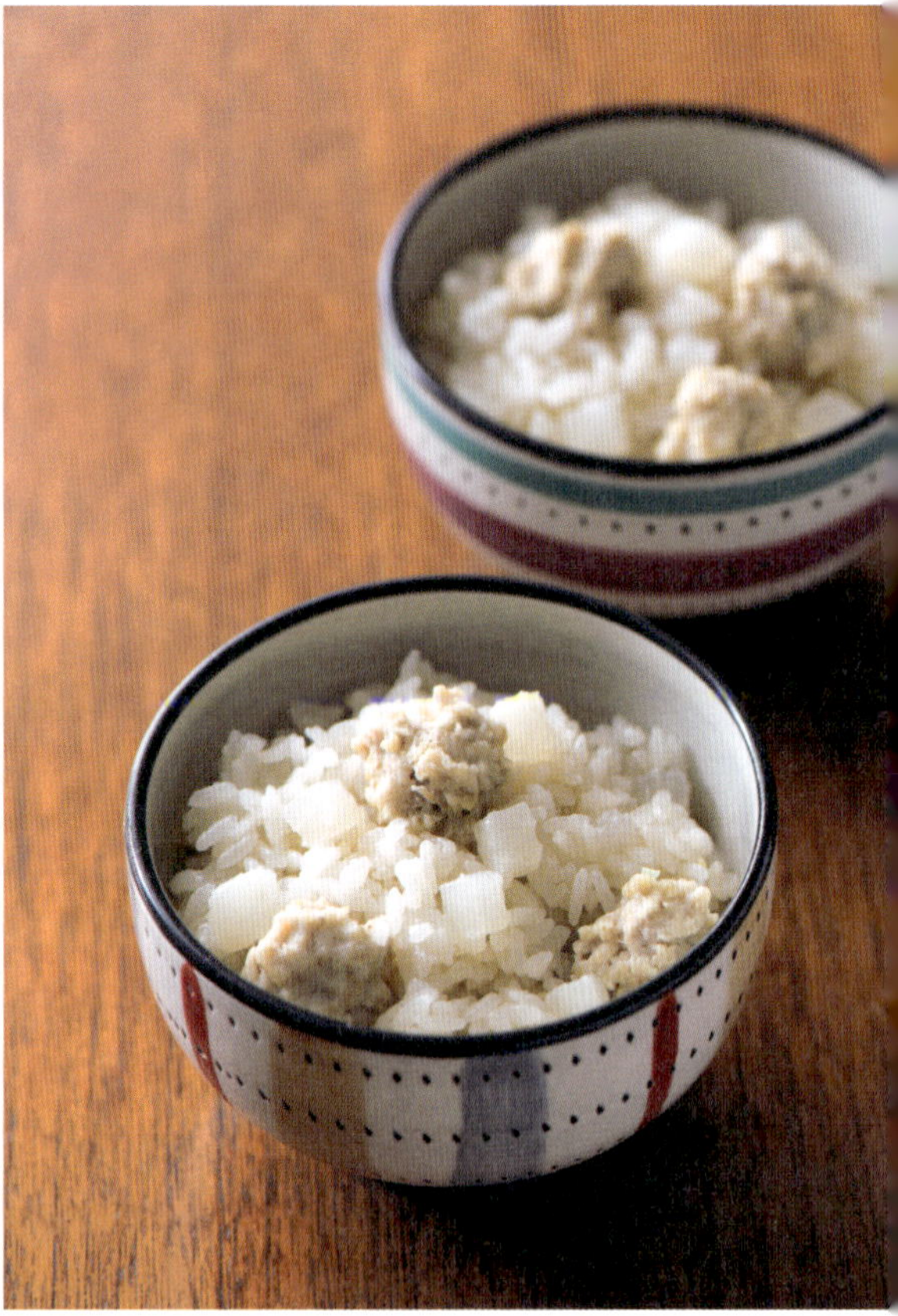

作り方

1. Aをボウルに入れて、よく練りまぜる。だいこんは7〜8mm角の棒状に切る。
2. 米は研いでざるにあげ、約30分おく。
3. 炊飯器の内釜に、②、B、米2合の目盛りまでの水 (材料外) を入れて軽くまぜる。その上に、①の鶏肉を1.5cmのボウル状に丸めてのせ、だいこんを散らして、通常通り炊く。
4. 炊きあがったらさっくりまぜて器に盛る。

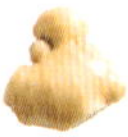

あっさり味が体にしみわたる

だいこんとつくねの炊き込みご飯

だいこん

○がん○二日酔い○美肌○消化促進○整腸作用○

シャキシャキの歯ごたえにコクのある味！

だいこんのたらこサラダ

|老化|貧血|骨粗しょう症|美肌|

材料（2人分）

だいこん…7〜8㎝（約200g）
たらこ…½〜⅓腹（約30g）
A ┌ マヨネーズ…大さじ2
　 │ 蒸しショウガ…小さじ1
　 └ 塩こしょう…各少々

作り方

1. だいこんはピーラーで皮をむいて、そのままリボン状にむいていく。
2. たらこを5㎜幅に切り、Aを加えて軽くまぜ、①も加えてあえる。

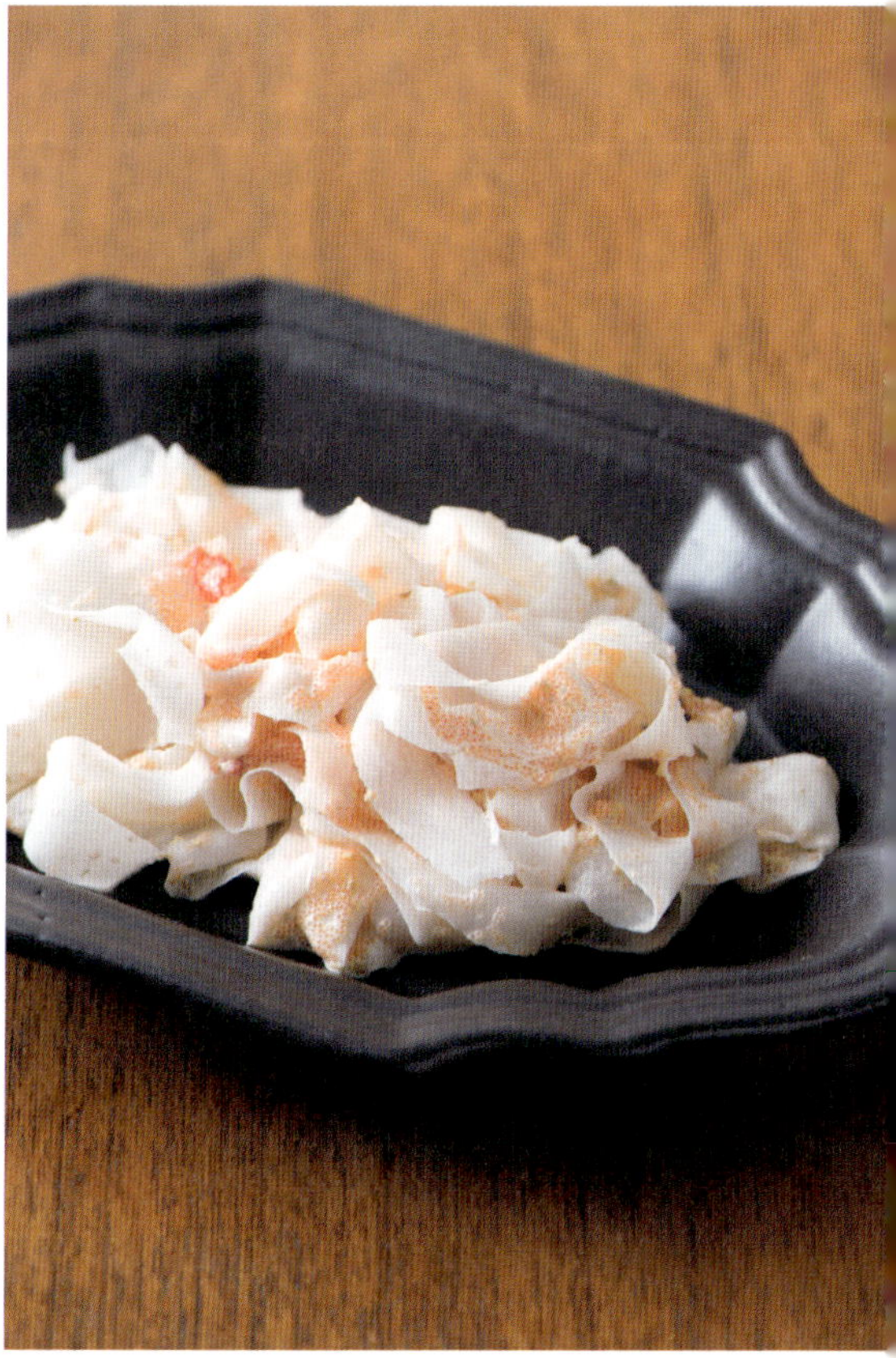

POINT

たらこは体を温める陽性食品で、ビタミンB群、Eなどのビタミン類や、亜鉛、カリウムなどのミネラルが豊富に含まれています。

中国では、体を温め、疲労を回復させ、滋養強壮の効果がある陽性の野菜として重宝されています。にら、にんにくなどと同様にアリウム属の野菜で、駆虫、殺菌、利尿、解毒作用などがあり、含有成分のグルコキニンは強力な血糖降下作用をもっています。

材料（2人分）

豚肉（ショウガ焼き用）
…6枚（約200g）
たまねぎ…½個
A ┌ はちみつ、しょうゆ…各大さじ1
　│ 蒸しショウガ…小さじ1
　└ 塩…少々
サラダ油…小さじ1
せん切りキャベツ…適量

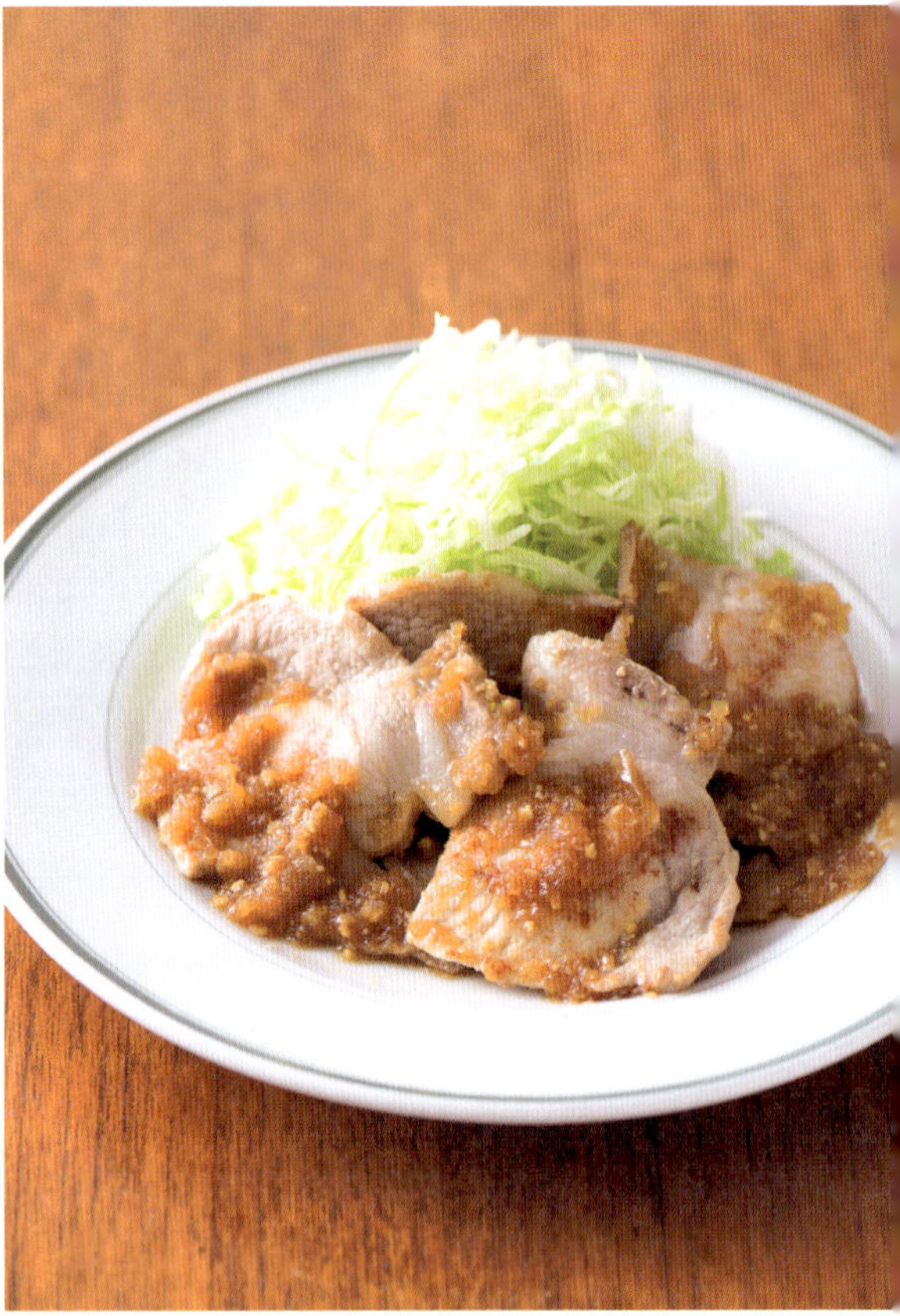

作り方

1 豚肉は横半分に切る。

2 たまねぎはすりおろしてAとあわせてまぜておく。

3 フライパンに油を熱して①を並べ、中火で2〜3分、肉の色が変わり焼き色がついてきたら裏に返し、②を加えてからめながら1〜2分焼く。

4 キャベツを添えた皿に盛る。

おろしたまねぎとショウガの相性抜群！

たまねぎたっぷりのショウガ焼き

｜風邪｜ストレス｜疲労｜便秘｜貧血｜がん｜胃腸強壮｜整腸作用｜美肌｜
｜滋養強壮｜免疫アップ｜

POINT

豚肉には、疲労回復や脂肪燃焼の働きをもつビタミンB群がたくさん含まれています。

たまねぎ

○疲労○血栓症○糖尿病○がん○動脈硬化○鎮静作用○

ごはんがとまりません！

赤たまねぎのおかか納豆あえ

|骨粗しょう症|老化|更年期障害|がん|血栓症|便秘|高血圧|貧血|美髪|美肌|
|滋養強壮|血行促進|

材料（2人分）

A
- ひきわり納豆…1パック
- かつおぶし…½パック
- みそ…大さじ1
- 蒸しショウガ…小さじ1

赤たまねぎ（または普通のたまねぎ）
…½個（普通のたまねぎの場合は¼個）

作り方

1 Aを軽くまぜ合わせる。

2 せん切りのたまねぎを加えてまぜ、なじんでたまねぎがしんなりするまで15分ほどおいて食べる。

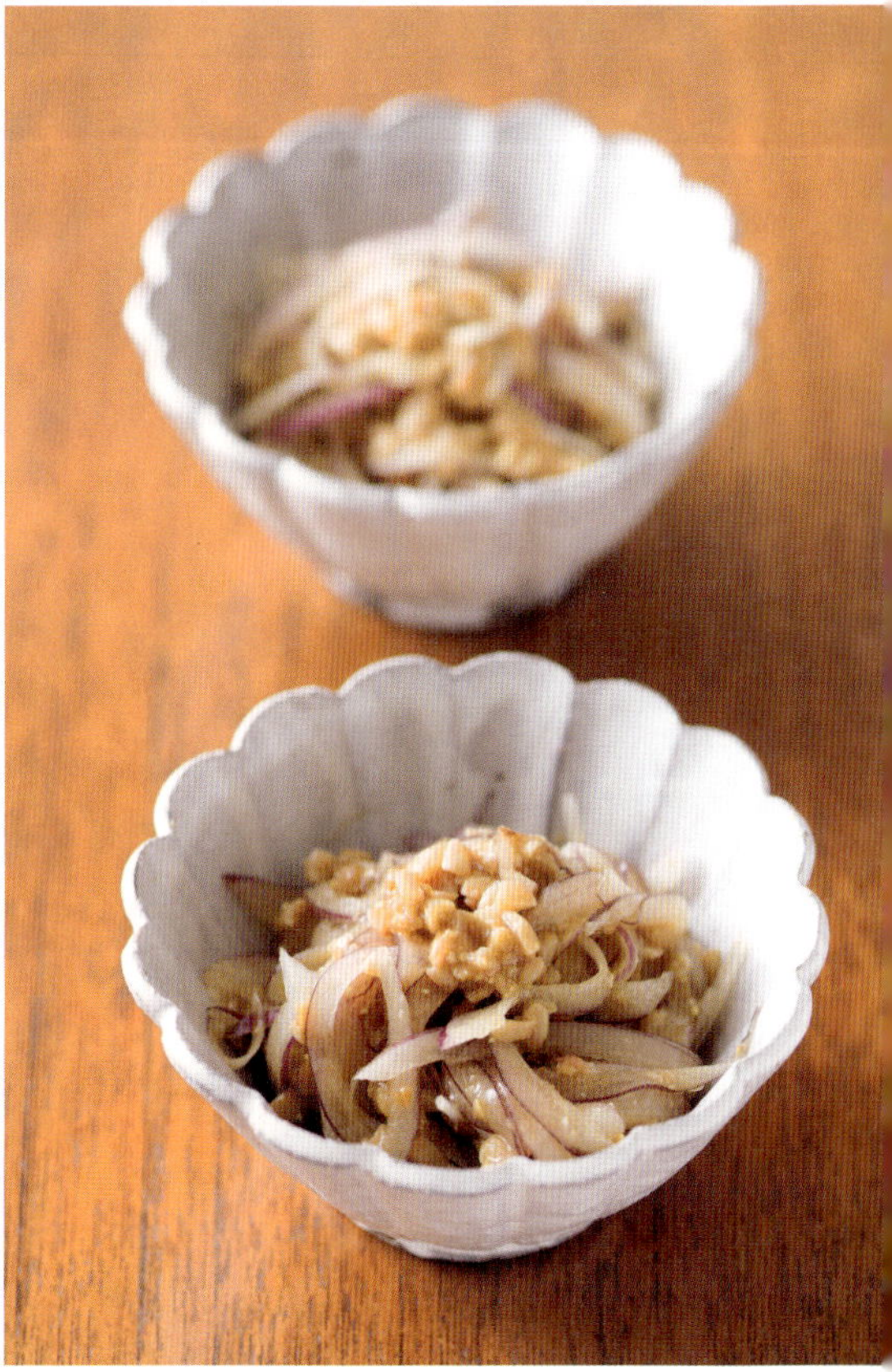

POINT

納豆のナットウキナーゼは血液をサラサラにし、ネバネバには強壮作用があります。かつおぶしは体を温める陽性食品です。

漢方で、のどの渇きをいやし体のよぶんな熱を冷ますとされています。体を冷やす作用のある野菜ですが、リコピンやルチン、カリウム、カロテンなど、体によい成分が豊富。蒸しショウガを足すことで、体を温める料理にしましょう！

卵いためのマンネリ防止！　塩麹で味わい深くなります

トマトと卵の塩麹いため

| 疲労 | 代謝アップ | 整腸作用 |

材料（2人分）

トマト…2個
卵…2個
ごま油…大さじ½
A ┌ 塩麹…大さじ1
　│ 蒸しショウガ…小さじ1
　└ こしょう…少々

※塩麹はメーカーによって多少塩分が変わるので、味を見て調節。

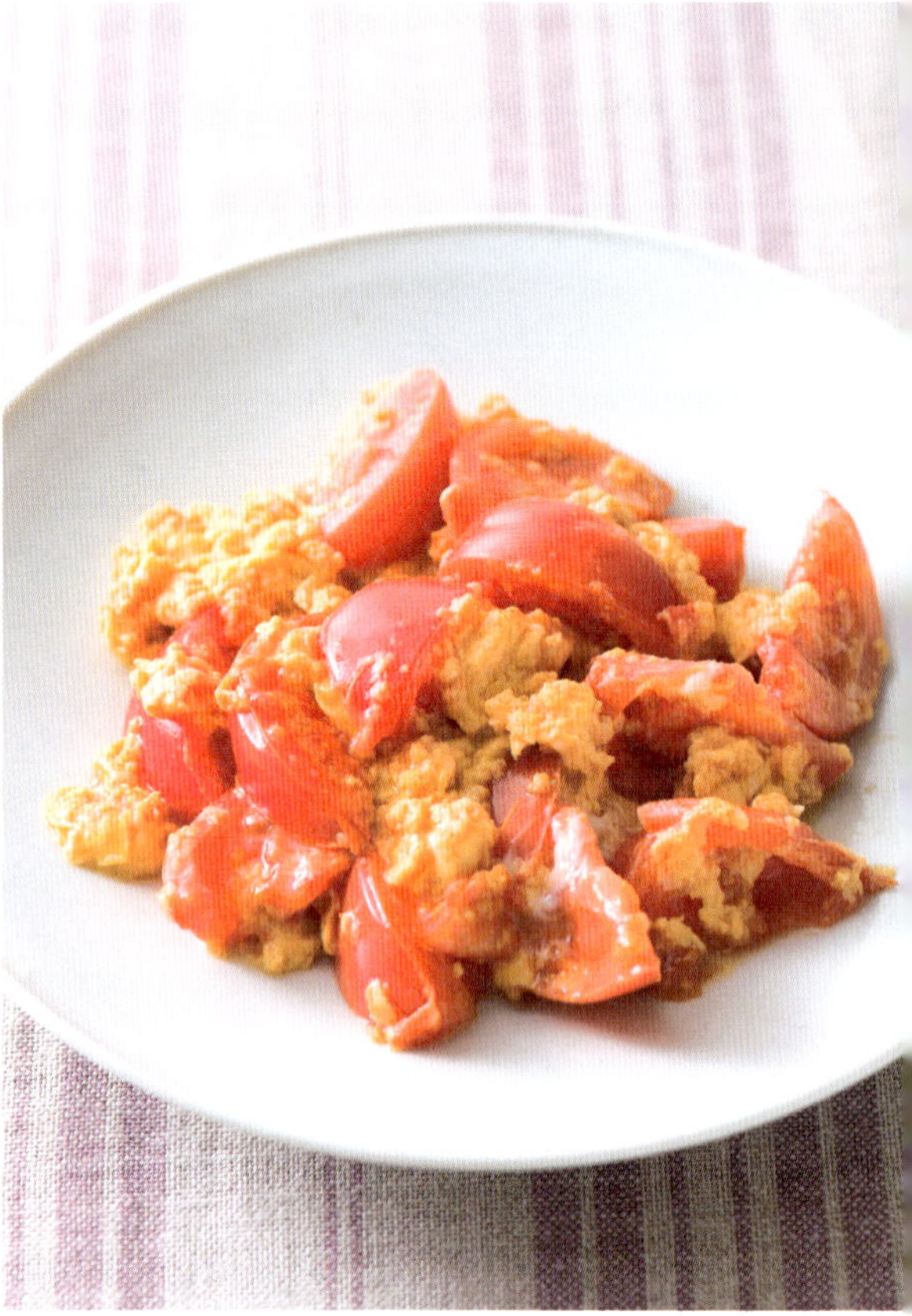

作り方

1. トマトは1個を8等分のくし型に切り、卵は溶いておく。
2. フライパンにごま油を熱して、トマトを中火で約1分いため、全体に熱くなってきたらAを加えて調味する。
3. 卵を回し入れて大きくかきまぜ、半熟になったら火を止める。

POINT

卵、塩麹、こしょうは体を温める陽性食品です。

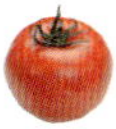

トマト

○老化○がん○動脈硬化○風邪○抗酸化○免疫アップ○利尿○

材料（2人分）

トマト…2個
しそ…5枚
たまねぎ…1/12個
モッツァレラチーズ…1個（100g）

A
- オリーブ油…大さじ1
- 蒸しショウガ…小さじ1
- 塩…小さじ1/3
- こしょう…少々

作り方

1 トマトは乱切り、しそはざく切り、たまねぎは薄切り、チーズは約1.5㎝角に切る。

2 Aをボウルに入れてまぜ、①も入れて軽くあえる。

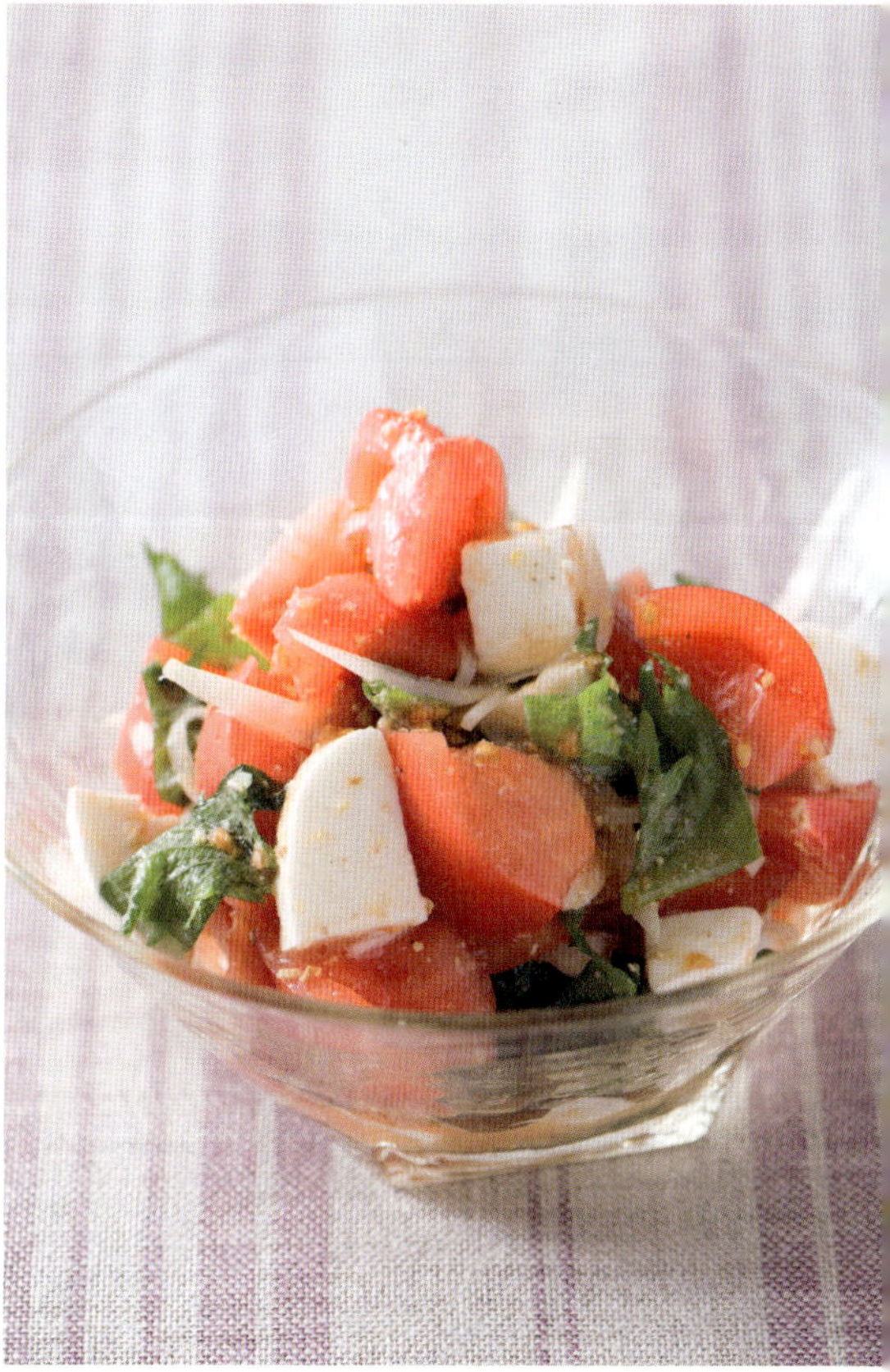

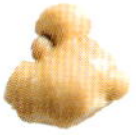

モッツァレラチーズが味のアクセント

トマトとしそのサッパリサラダ

|疲労|血栓症|糖尿病|がん|動脈硬化|心疾患|高血圧|風邪|不眠|貧血|
|食欲増進|鎮静作用|リラックス|

POINT

しそは体を冷やす食材ですが、漢方で気の流れをよくし、精神を安定させる作用があるとし、不安や抑うつの状態に効きます。カルシウムや鉄分も豊富。

漢方で、ねぎの白い部分を「葱白（とうはく）」と呼び、せきやのどの痛み、風邪の初期治療などに用いてきました。たまねぎやにらと同様にアリウム属の野菜で、そのアリインが強壮、去痰、発汗、利尿などの作用を示します。

材料（2人分）

もめん豆腐…1丁（300g）
長ねぎ…1本
A
- 酒…大さじ2
- しょうゆ、はちみつ…各大さじ1
- 蒸しショウガ…小さじ1
- 塩…少々

サラダ油…小さじ1
牛こま肉…100g

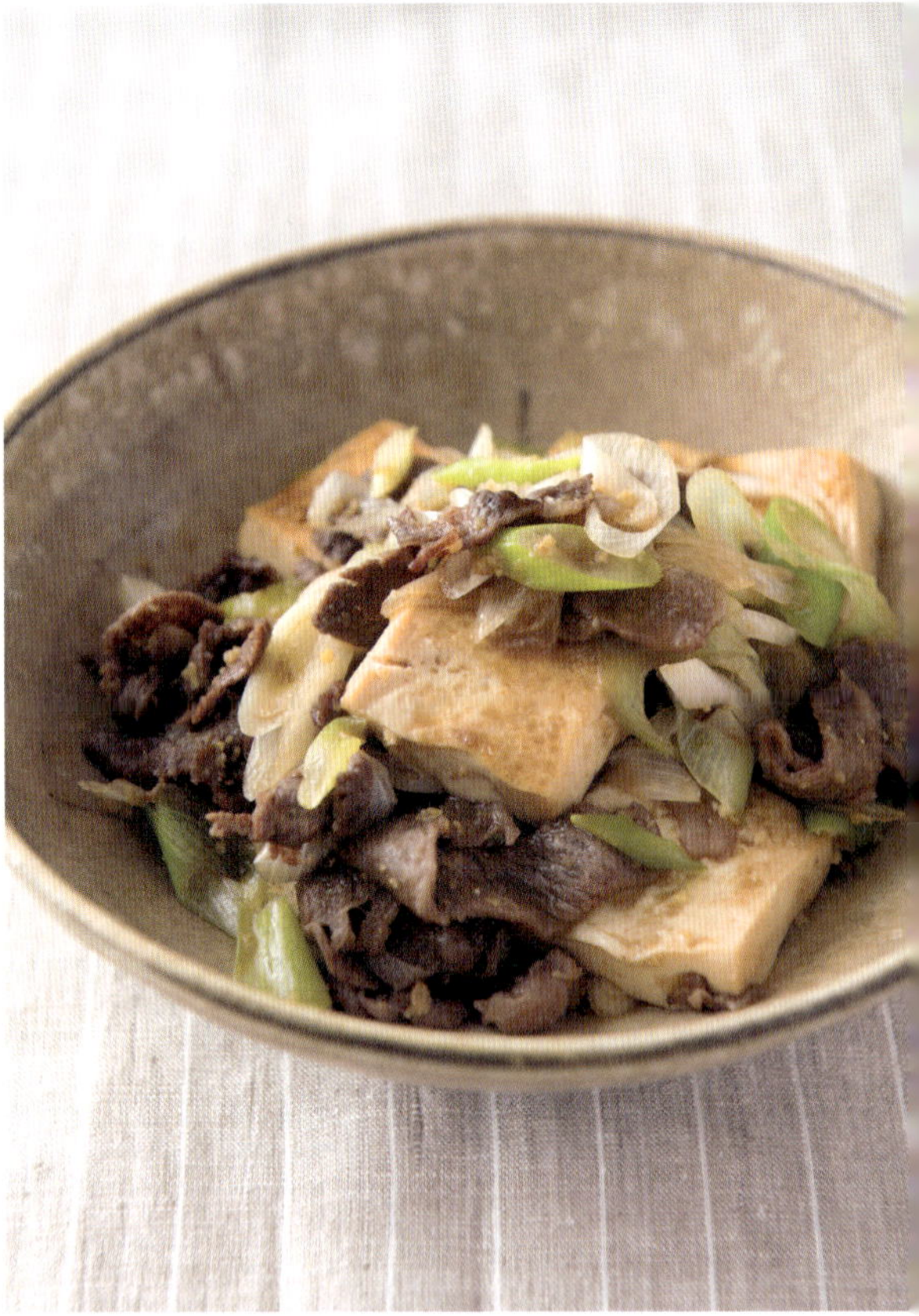

作り方

1 豆腐はペーパーに包み、お皿などで重しをして約30分おく。しっかり水切りし、食べやすく切る。

2 長ねぎはななめ5㎜に切る。Aはまぜ合わせておく。

3 フライパンにサラダ油を熱して①を並べ、中火で1～2分焼き、裏に返して、すき間に牛肉を入れる。牛肉の上にAを加えて、肉から味つけするようにしていため、全体にまざったら②を加える。

4 全体になじむように時々上下を返しながら3～4分煮る。

甘い味に、蒸しショウガのピリリ感が効いています

長ねぎたっぷりのスタミナ肉豆腐

｜がん｜更年期障害｜骨粗しょう症｜老化｜動脈硬化｜整腸作用｜脳の活性化｜ダイエット｜美肌｜
｜滋養強壮｜抗酸化｜免疫アップ｜

POINT

良質のたんぱく質が摂れて消化にもよい豆腐ですが、体を冷やす陰性食品。このように加熱調理＋蒸しショウガによって体を温める料理に変身させます。

長ねぎ

○風邪○がん○滋養強壮○

肉を弱火でゆでるのがおいしさのコツ

冷しゃぶのねぎソースかけ

|冷え性|ダイエット|疲労|代謝アップ|

材料（2人分）

豚肉（しゃぶしゃぶ用）…150g
長ねぎ…½本（10㎝）
ごま油…大さじ1

A
- 太めのせん切りのザーサイ…30g分
- 蒸しショウガ…小さじ1
- しょうゆ…大さじ½

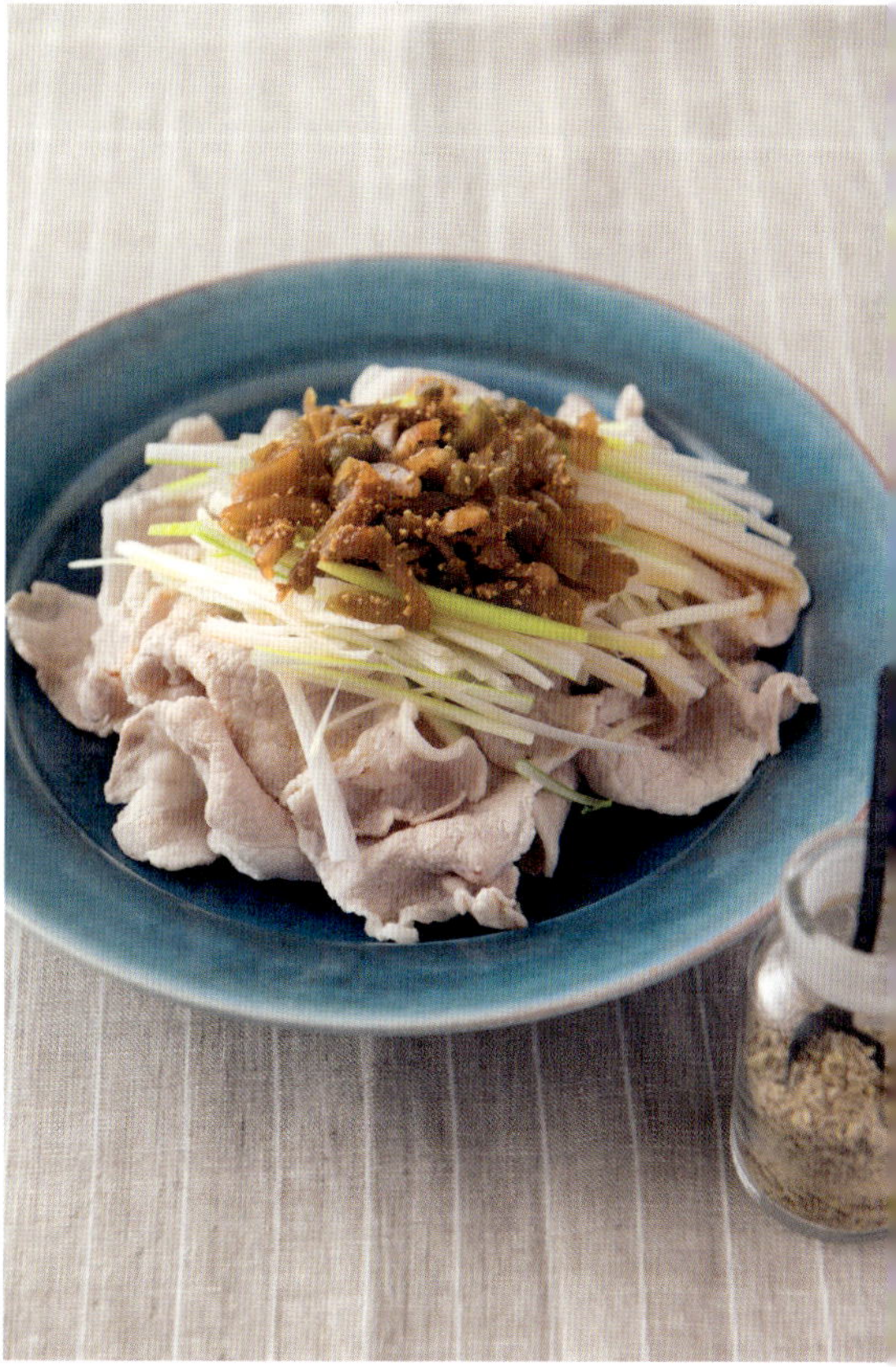

作り方

1. 長ねぎは1.5㎝長さのせん切りにする。
2. 沸騰した湯に酒大さじ3～4（材料外）を入れて、ごく弱い火にしてから、豚肉を1枚ずつ広げてゆで、ざるに上げて冷ます。
3. ②を皿に盛り、①をのせる。ごま油をフライパンなどで煙が出るくらいまで熱して、長ねぎの上にかける。
4. Aをまぜ合わせて③にかけていただく。

POINT

ザーサイは代謝を促進し、冷え性、肥満改善の効果があります。

漢方で、体のほてりをとる、血流をよくする、血管を強くするなどの作用があるとされています。なすの紫色は、ナスニンというポリフェノールの一種で、動脈硬化やがん、老化に効果があります。カリウムも豊富なため、むくみの解消や血圧を下げる働きも。

火を使わず、あっという間にできる！

なすとザーサイのラー油あえ

| 冷え性 | ダイエット | 代謝アップ |

材料（2人分）

なす…3本
小口切りの万能ねぎ…¼束分（約25g）

A
- 太めのせん切りの味付きザーサイ…20g
- しょうゆ、蒸しショウガ、酢…各小さじ1
- ラー油（食べるタイプ）…大さじ1
- 塩…少々

※食べるラー油がない場合は、ラー油小さじ⅓とごま油大さじ½に替えてください。

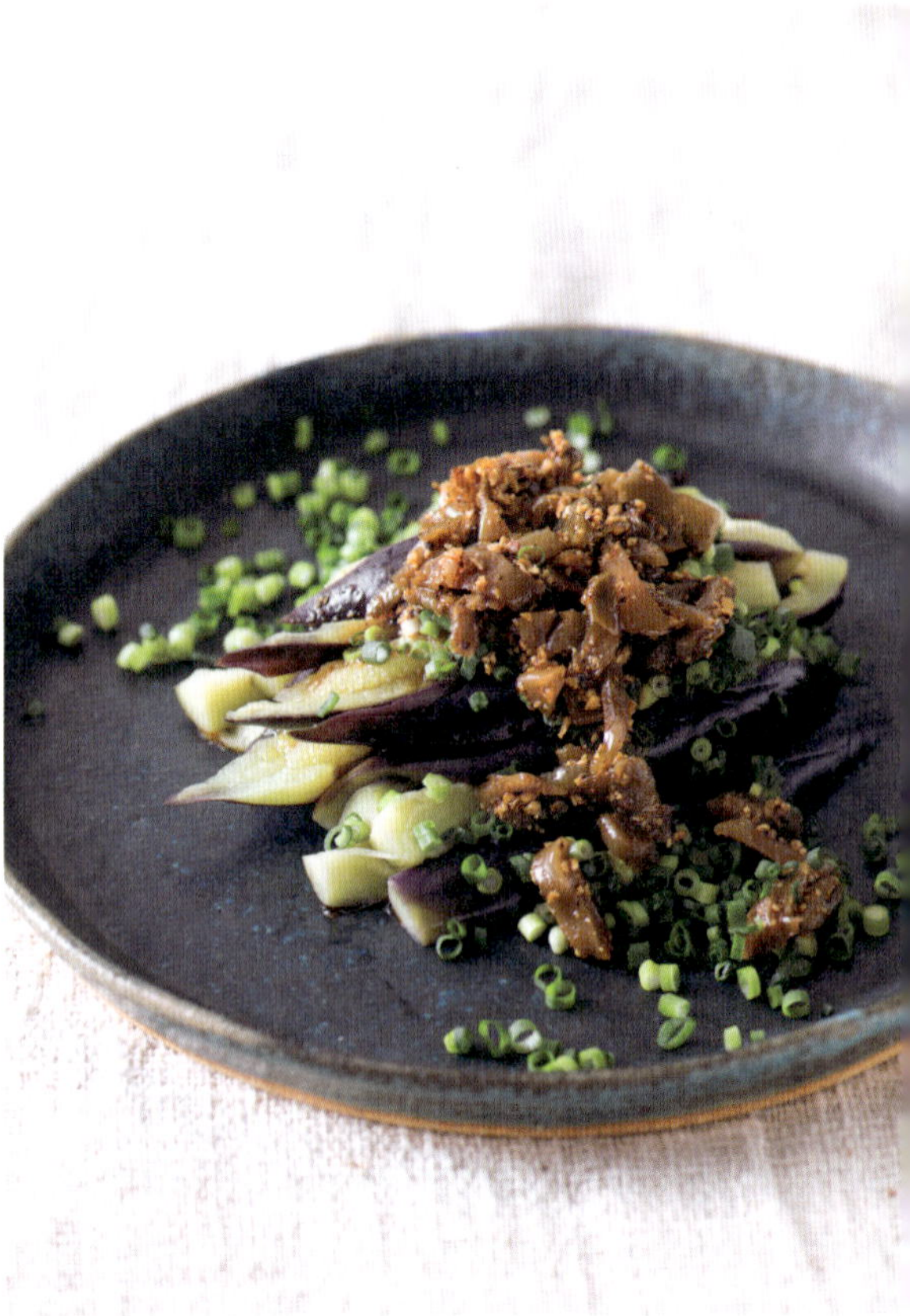

作り方

1 なすはヘタをとり、裂きやすいように包丁で切り込みを3～4本入れて1本ずつラップで巻く。

2 電子レンジ（600w）で2分、裏に返して1分加熱して冷水にとり、切り込みを入れた所から食べやすく裂く。

3 万能ねぎを上に散らし、Aを合わせたたれをかけていただく。

POINT

ザーサイは体を温める陽性食品。代謝をアップし、脂肪を燃焼させます。

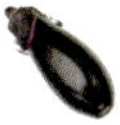

なす

○生理不順○老化○がん○高血圧○脳卒中○動脈硬化○眼精疲労○むくみ○肩こり○抗酸化○

材料（2人分）

なす…2本

A
- 水…1カップ（200cc）
- 塩…大さじ½

鶏むね肉…小1枚（200g）

酒…大さじ1

B
- 小口切りのみょうが…2個分
- 梅干し…2個
- 蒸しショウガ…大さじ½

C
- めんつゆ（3倍希釈）…¼カップ（50cc）
- 冷水…1½カップ（300cc）

そうめん…4束

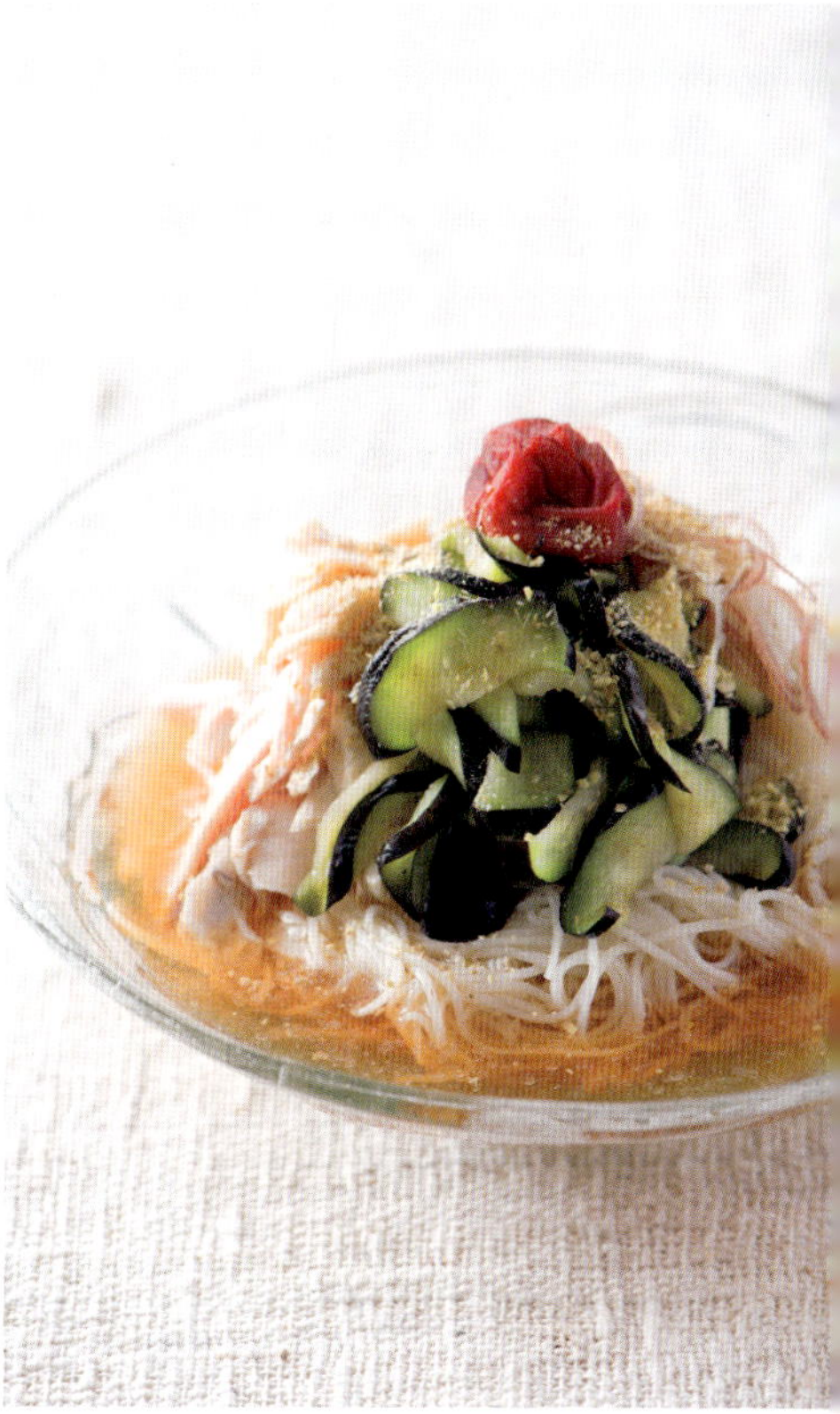

作り方

1 なすは縦半分に切り、ななめ薄切りにして、まぜ合わせたAの中に約10分漬けておく。

2 鶏肉は耐熱器に入れて酒をふり、ラップをフワリとかけ、電子レンジ（600w）で2分、裏に返して1〜2分、そのままおいて冷めたらラップを外す。鶏肉の皮は太めのせん切りにし、身の部分は食べやすく裂く。

3 そうめんは袋の表示通りにゆで、冷水でもみ洗いし、器に等分に盛る。

4 ③に、①、②、Bを盛りつけ、Cを注ぐ。梅干しをつぶしながら全体をまぜていただく。

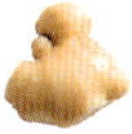

バテてるときでもスルスル食べられる！

鶏肉のみょうが梅そうめん

｜疲労｜動脈硬化｜がん｜万病｜眼精疲労｜食欲増進｜利尿｜

POINT

梅干しは、万病の予防に効果的な「日本の伝統食品」です。含まれるクエン酸などの有機酸が体に効きます。みょうがは実はショウガの仲間で、体を温める食物。夏においしいそうめんは、体を冷やす陰性食品なので、冷え性の人はこのように蒸しショウガを足しましょう。

カロテンの語源は「キャロット」であり、カロテンが豊富な野菜です。他にもイオウ、リン、カルシウムなどが多く含まれ、胃腸や骨を丈夫にします。にんじんやパセリ、セロリなどのセリ科の野菜は、子宮卵巣の血流をよくします。筆者は毎朝、手作りのにんじんジュースに蒸しショウガを加えて飲んでいるほど、ヘルシーな食物です！

女性ウケするヘルシーな一品！

ツナとにんじんのラペサラダバケット

|心疾患|動脈硬化|高血圧|

材料（バケットサンド4個分）

にんじん…1本

A
- 酢、オリーブ油…各大さじ1
- 蒸しショウガ…小さじ1
- 塩…小さじ⅓
- こしょう…少々

ツナ…小1缶（80g）

バケット…1本

香菜（好みで）…1〜2本

作り方

1 にんじんはスライサーでせん切りにし、ボウルに入れてAを加えてまぜ、ほぐしたツナも加えてさっくりあえる。

2 バケットは両端を切り落とし、横4分の1に切って、切りこみを入れ、①を等分にはさむ。好みでざく切りにした香菜もはさむ。

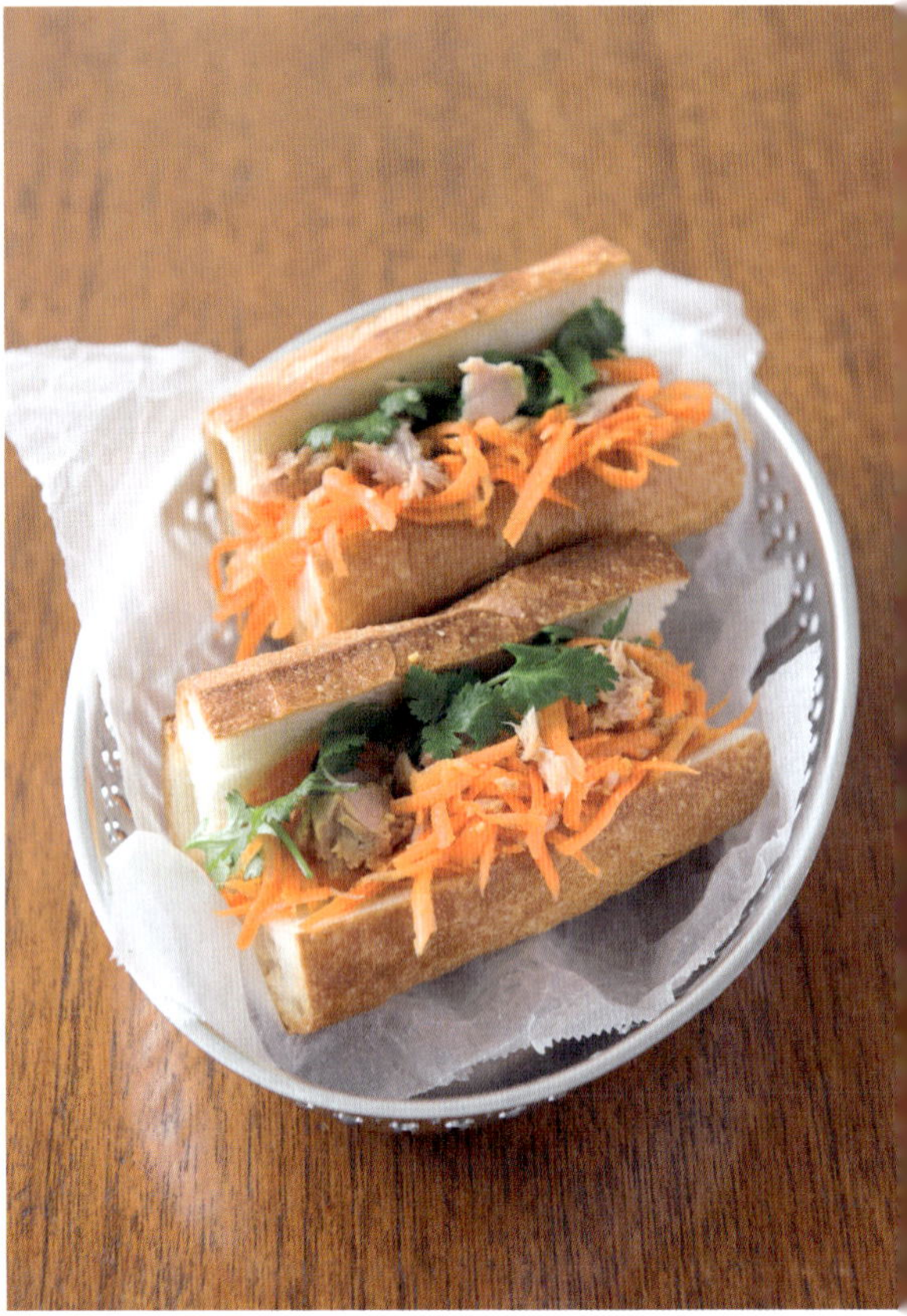

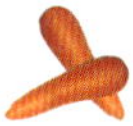

にんじん

○万病○がん○貧血○風邪○冷え性○生理不順○骨粗しょう症○免疫アップ○血行促進○美肌○

材料（2人分）

A
- 溶き卵…4個分
- とけるチーズ…40g
- みじん切りのパセリ…大さじ1
- 蒸しショウガ…小さじ1
- 塩…小さじ½
- こしょう…少々

にんじん…1本
オリーブ油…大さじ2

作り方

1 にんじんはスライサーまたは包丁で薄切りにする。油を熱した小さめのフライパン（直径18〜20cm）で3〜4分、弱めの中火でしんなりするまでいためる。

2 ①のフライパンにまぜ合わせたAを流し入れて中火にする。大きくかきまぜながら火を通し、大体かたまったら蓋をして弱火にし2〜3分焼く。

3 裏に返し、1〜2分焼き、食べやすく切る。

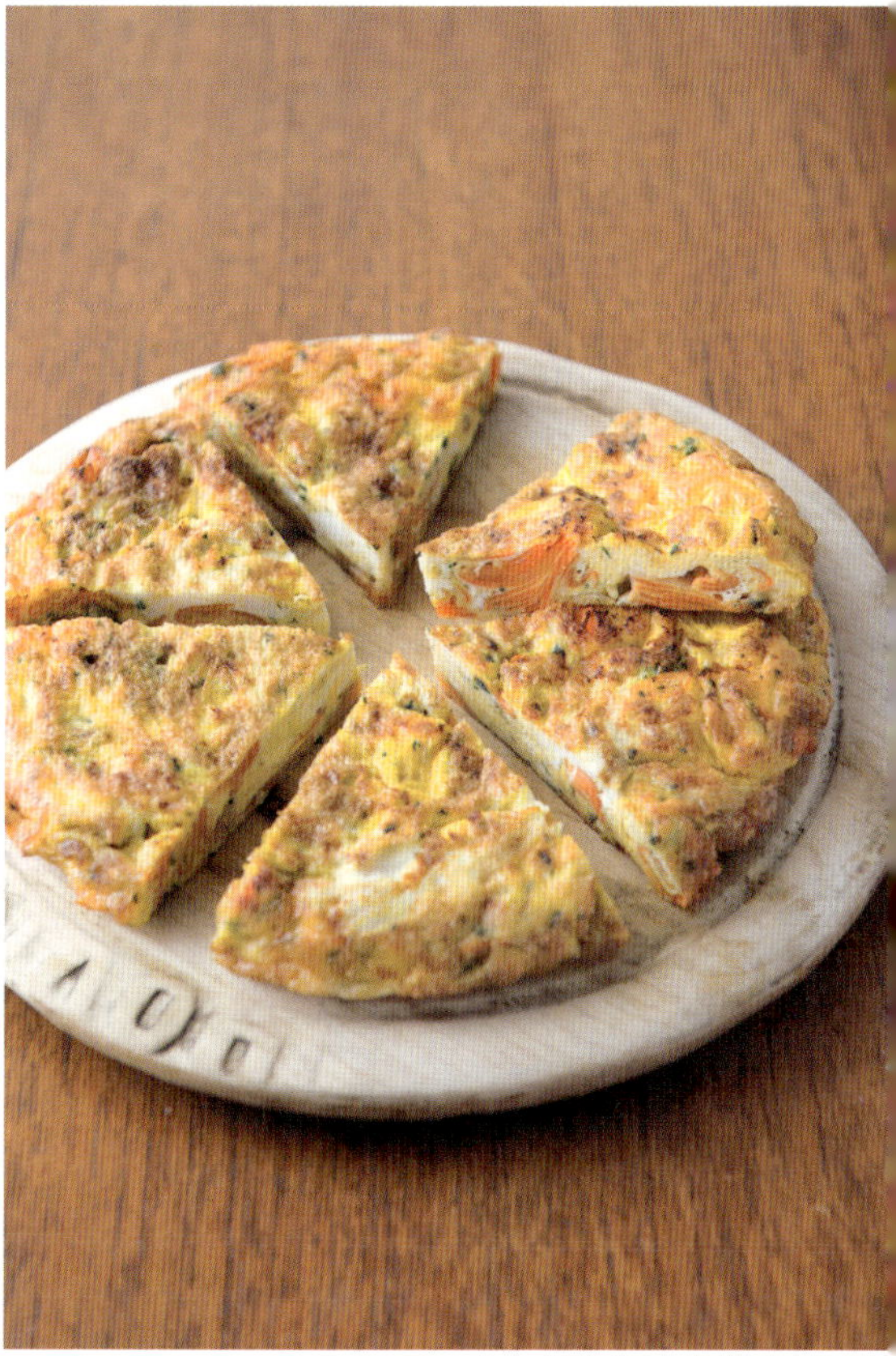

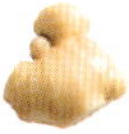

かんたんでボリューミー！　冷めてもおいしい！

チーズ入りスパニッシュオムレツ

｜疲労｜食欲増進｜貧血｜風邪｜

POINT

料理のつけあわせなどに使われるパセリですが、食べないのはもったいない！　非常に栄養価が高く、カロテン、ビタミンC、鉄分、カルシウムなどが豊富です。

漢方で、滋養強壮作用が有名な野菜で、足腰の弱りに効く漢方薬・八味地黄丸にも使用されています。ヌルヌルの主成分はムチンと言って、タンパク質の吸収をよくし、滋養強壮作用を発揮します。やまいもと長いもは仲間で、薬効はほぼ同様です。

材料（2人分）

長いも…15㎝（約300g）
鶏手羽元…6本
A
- 水…2カップ（400cc）
- 酒…⅓カップ（約65cc）
- しょうゆ…大さじ3
- はちみつ…大さじ2
- 蒸しショウガ…小さじ1

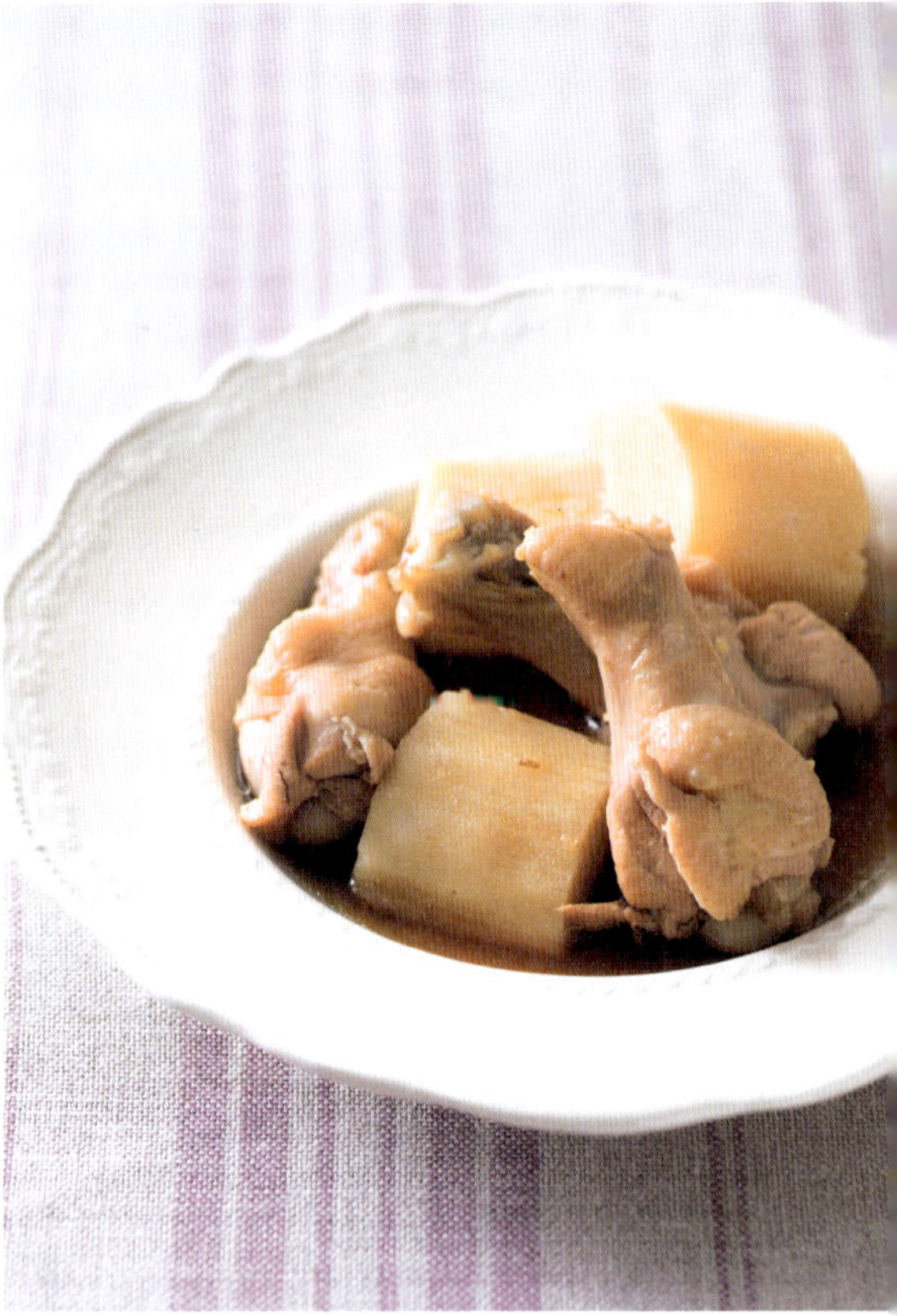

作り方

1. 長いもは皮をむいて横5㎝に切り、さらに縦半分に切る。
2. Aを煮立てて、水けをふいた鶏肉を入れ、①も加えて弱火にし、落とし蓋をして20分煮る。

ホクホク！　長いもは煮物にしてもおいしいんです

手羽元のはちみつショウガ煮込み

|整腸作用|美肌|滋養強壮|免疫アップ|

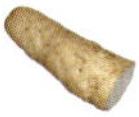

やまいも（または長いも）

○冷え性○糖尿病○老化○整腸作用○消化促進○血行促進○滋養強壮○

強力なヌルヌルパワーで元気になる！

とろろ納豆のたくあんそば

|がん|老化|血栓症|便秘|骨粗しょう症|風邪|冷え性|滋養強壮|整腸作用|
|食欲増進|美肌|血行促進|代謝アップ|

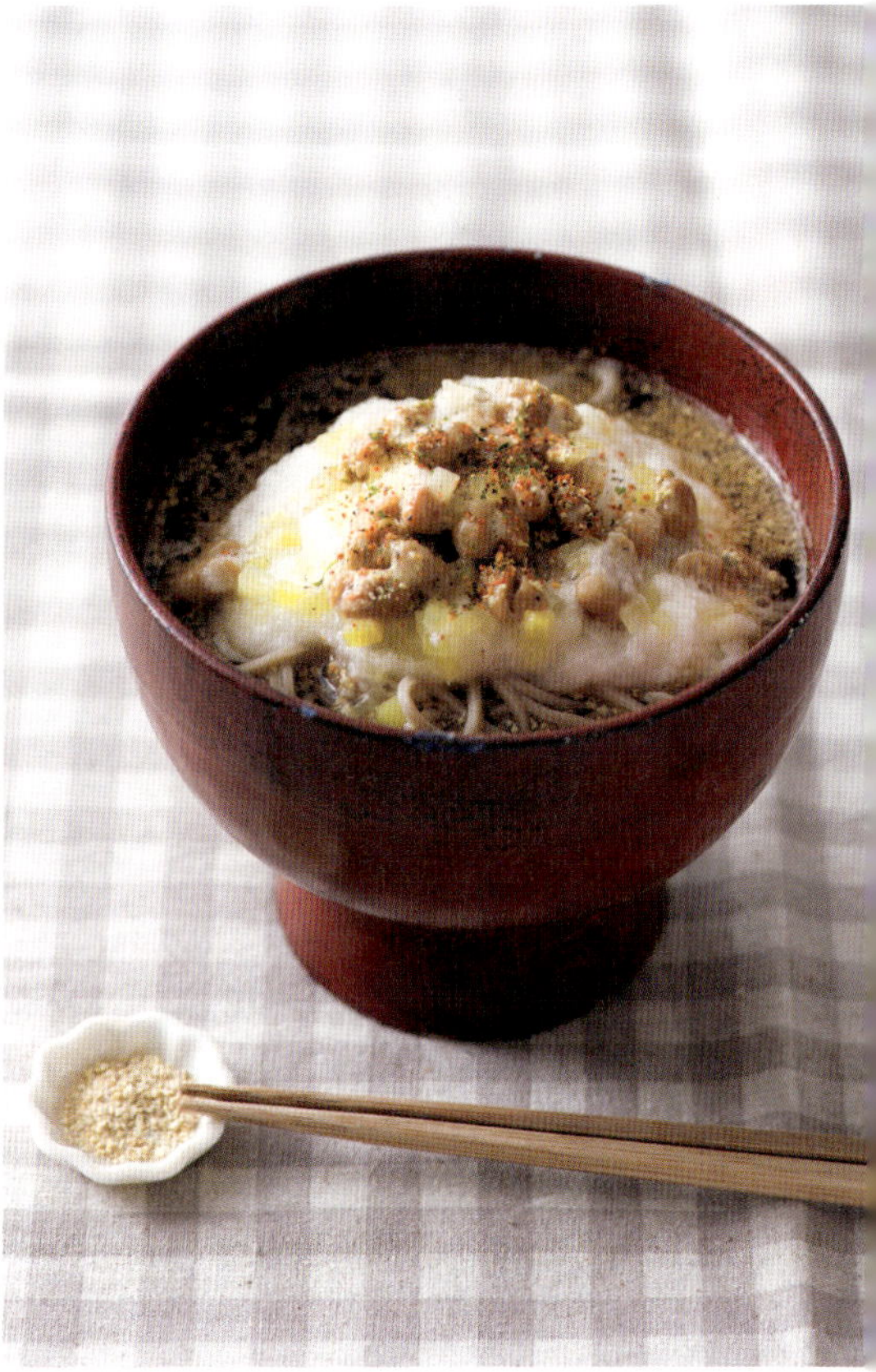

材料（2人分）

長いも…10cm（約200g）
納豆（たれ、からし付）…1パック（約40g）
A ┌ あらみじんのたくあん…40g
A └ 七味とうがらし、蒸しショウガ…各少々
B ┌ 水…2カップ（400cc）
B │ めんつゆ（3倍希釈）…½カップ（100cc）
B └ 蒸しショウガ…小さじ1
日本そば…2人分

作り方

1 皮をむいてすりおろした長いも、納豆、添付のからし、たれをまぜ合わせる。Aも加えて軽くまぜる。そばはゆでる。

2 Bを合わせて煮立て、ゆであがったそばとともに器に盛り、①の具をかける。

POINT

大豆はそのままだと消化が悪いのですが、発酵させて納豆にすることで消化されやすくなり、体を温める食品になります。納豆菌が、腸内の悪玉菌を減らし腸内環境を改善。たくあんにも体を温める働きがあります。

【蒸しショウガの】Q&A②

Q.1 子どもが食べても体に害はありませんか？

お子さんでも蒸しショウガを食べても大丈夫です。少し辛いかもしれませんが……。けれども、小さい子どもは大人と違って、本能で自分の体質に合うかどうかわかります。なので、試してみて食べたがったらOKで、嫌がったら無理させることはありません。最近は冷え性の子も増えているので、そういう子は嫌がらずに食べることが多いようです。

Q.2 暑い季節は蒸しショウガは必要ない？

夏でも体を温めることは必要です。それどころか、冷房や薄着、冷たいドリンクなどのおかげで、夏のほうが体が冷えやすく、さまざまな病気につながるので要注意です。

Q.1 1日にどれくらい蒸しショウガを食べればよいですか？

体に合っていればいくら食べてもよいのです。ショウガは、アメリカの食品医薬品局で、「いくら食べても大丈夫な、危険でないハーブ」とされている食べ物です。ただ、人によっては胃に刺激がある場合もあるので、ようすを見て量を調節しましょう。また、39度台の高熱が出たときやショウガを食べると動悸が激しくなる人は、量をひかえてください。蒸しショウガはもともと、比較的体力がなく、冷えのきつい人に処方するものなので、体力があって平熱の高い体質の人にはあまり必要ないかもしれません。

PART 3

蒸しショウガのストックだれと応用メニュー

蒸しショウガを使ったストックだれをご紹介。これさえあれば、毎日、おいしい蒸しショウガレシピが楽しめます！

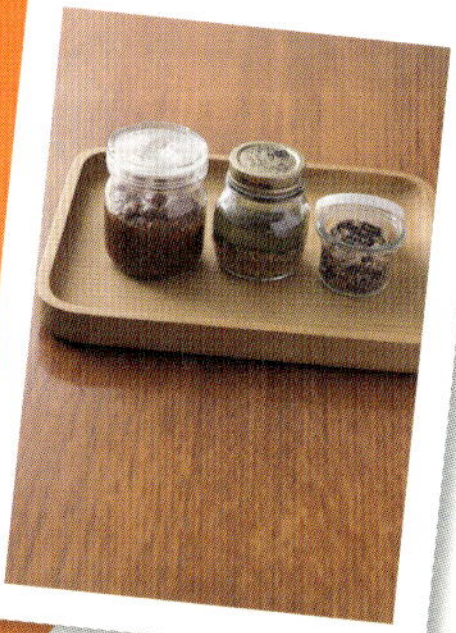

ストック
A

甘辛スパイシー！

蒸しショウガはちみつみそ

○骨粗しょう症○老化○更年期障害○風邪○がん○冷え性○整腸作用○美肌○滋養強壮
○免疫アップ○代謝アップ○血行促進○食欲増進○

こんな料理にも！

- 肉と野菜のいためものの味付けに
- 白いごはんの上にのせても！
- 冷奴、おん奴に
- 酒のあてに
- 納豆に
- 野菜スティックに
- 鍋の味付けに
- チャーハン、雑炊、焼きそばの味付けに
- 焼肉のタレとして

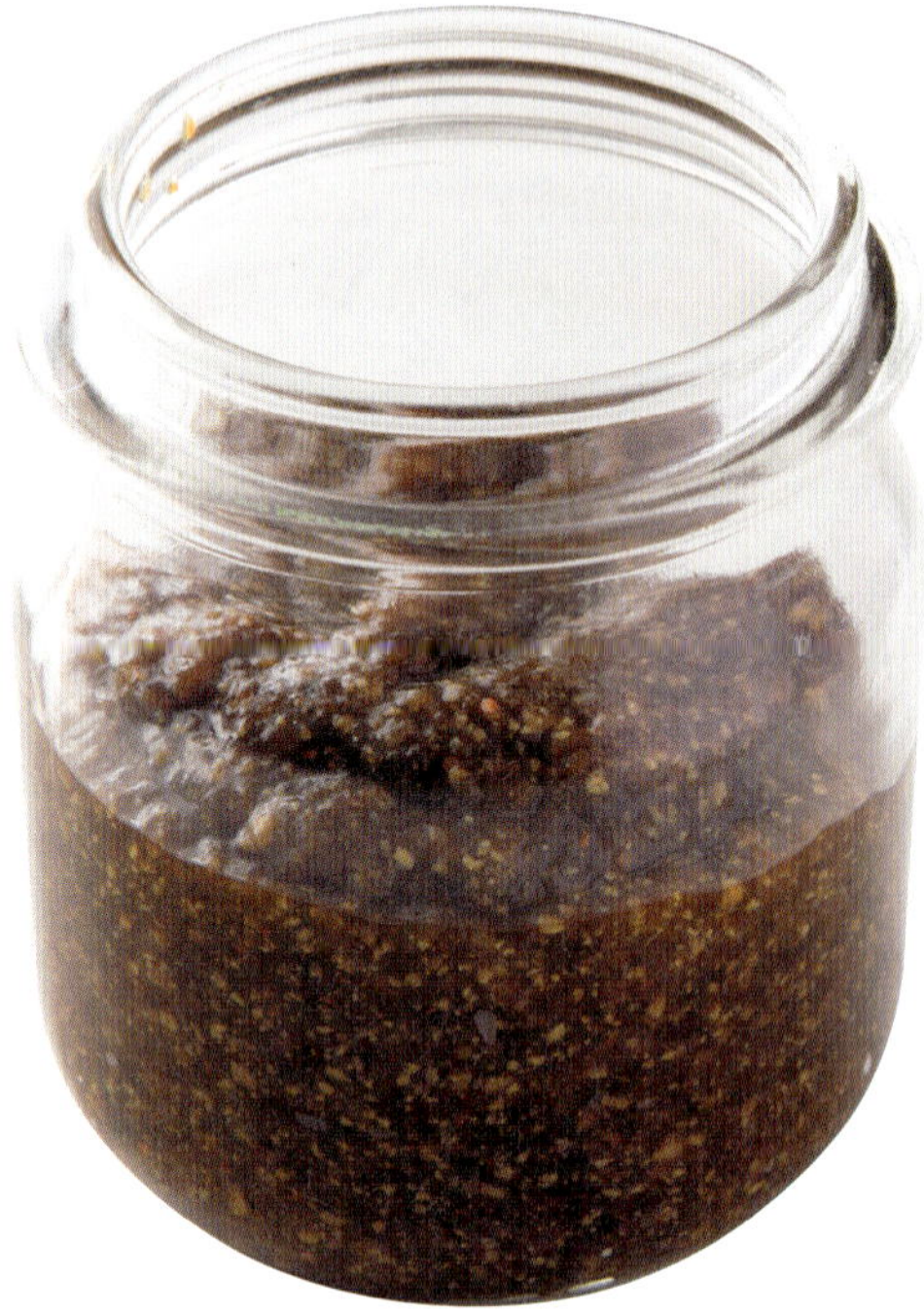

材料（作りやすい分量）

A
- 蒸しショウガ…大さじ1〜2（好みで調節）
- みそ…½カップ（100cc）
- はちみつ、酒…各大さじ3
- 七味とうがらし…小さじ⅓〜½

作り方

1 Aを合わせてよくまぜる。冷暗所（夏は冷蔵庫）に保存して1カ月で食べきる。

POINT

はちみつにはビタミン、ミネラル、アミノ酸、酵素など150種類以上の健康成分が含まれています。みそは体を温める発酵食品で、漢方で体のよぶんな熱をとり、毒を解消したり、肝臓や胃腸の機能を高めるとされています。七味とうがらしは、ごま、山椒、ケシの実、麻の実などの薬味をブレンドした香辛料で、漢方薬を参考に作られたと言われている健康食品。

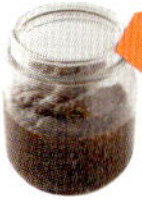

メインおかずに!

アレンジ 1

みそとチーズって実は合うんです!

さけのトースター焼き

| がん | 動脈硬化 | 骨粗しょう症 | 高血圧 | 認知症 | 脱毛 | 暑気あたり | 疲労 | 血栓症 | 糖尿病 |
| 鎮静作用 | 血管強化 | 抗酸化 |

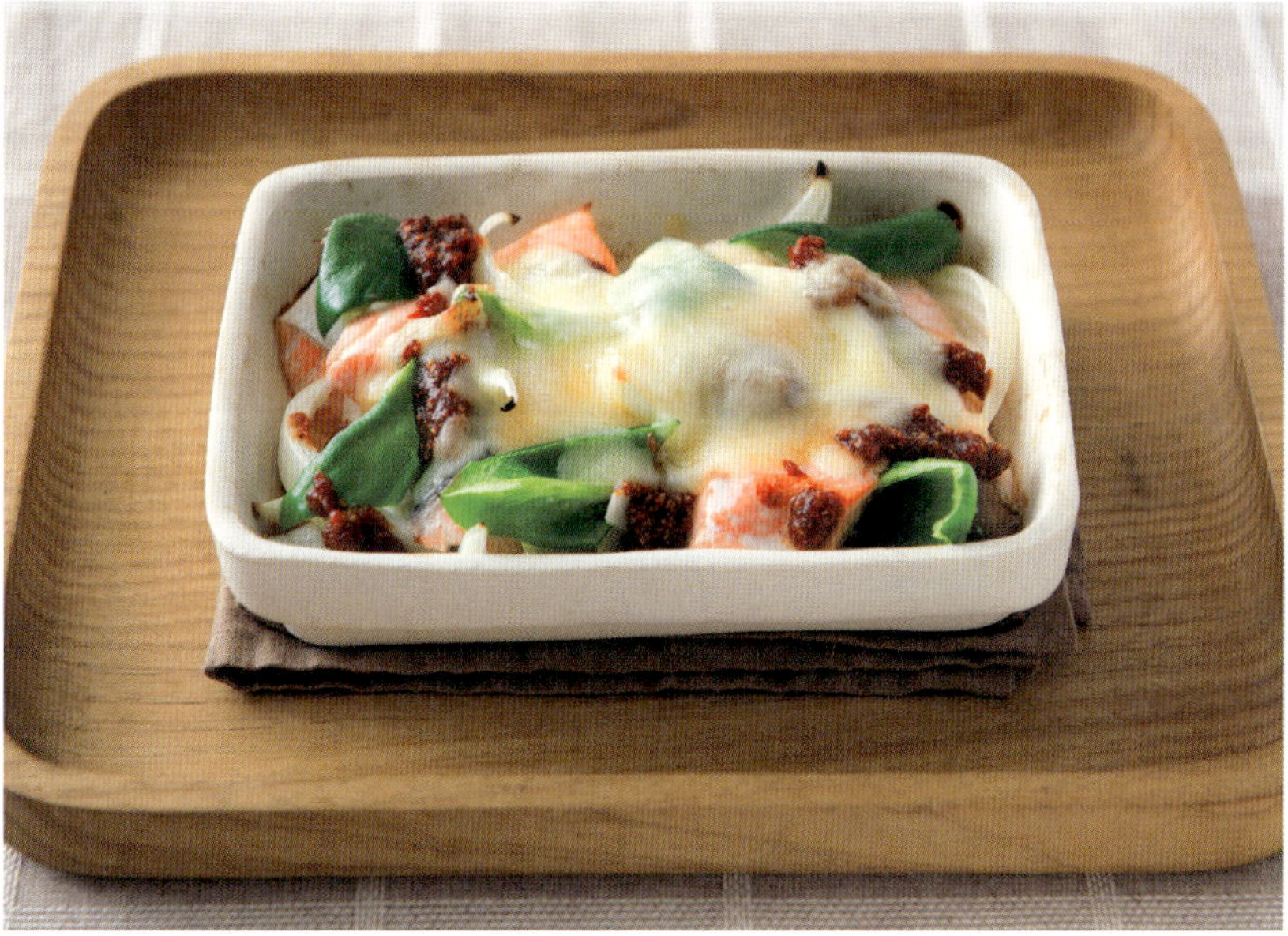

材料 (2人分)

生さけ…2切れ
たまねぎ…¼個
ピーマン…1個
ストックA…大さじ2
とけるチーズ…40g

作り方

1 さけは一口大に切り、たまねぎは5mmのくし形に切る。耐熱器に入れてホイルをかぶせ、トースターで8〜10分、さけが全体に白っぽくなるまで焼く。

2 トースターから取り出してホイルは外し、乱切りのピーマンを加える。ストックをところどころに散らしてチーズをふり、トースターでさらに2〜3分焼く。チーズがとけたらできあがり!

POINT

ピーマンは漢方で体内のよぶんな熱を取り除き、イライラを解消するとされています。カロテンやクロロフィルが豊富に含まれていて、免疫アップや抗酸化の働きがあります。

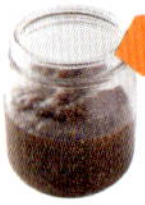

メインおかずに！

豚こま利用で煮込まず角煮風が楽しめる！

アレンジ 2

スピード角煮風

｜貧血｜糖尿病｜老化｜骨粗しょう症｜冷え性｜消化促進｜血行促進｜滋養強壮｜整腸作用｜美肌｜

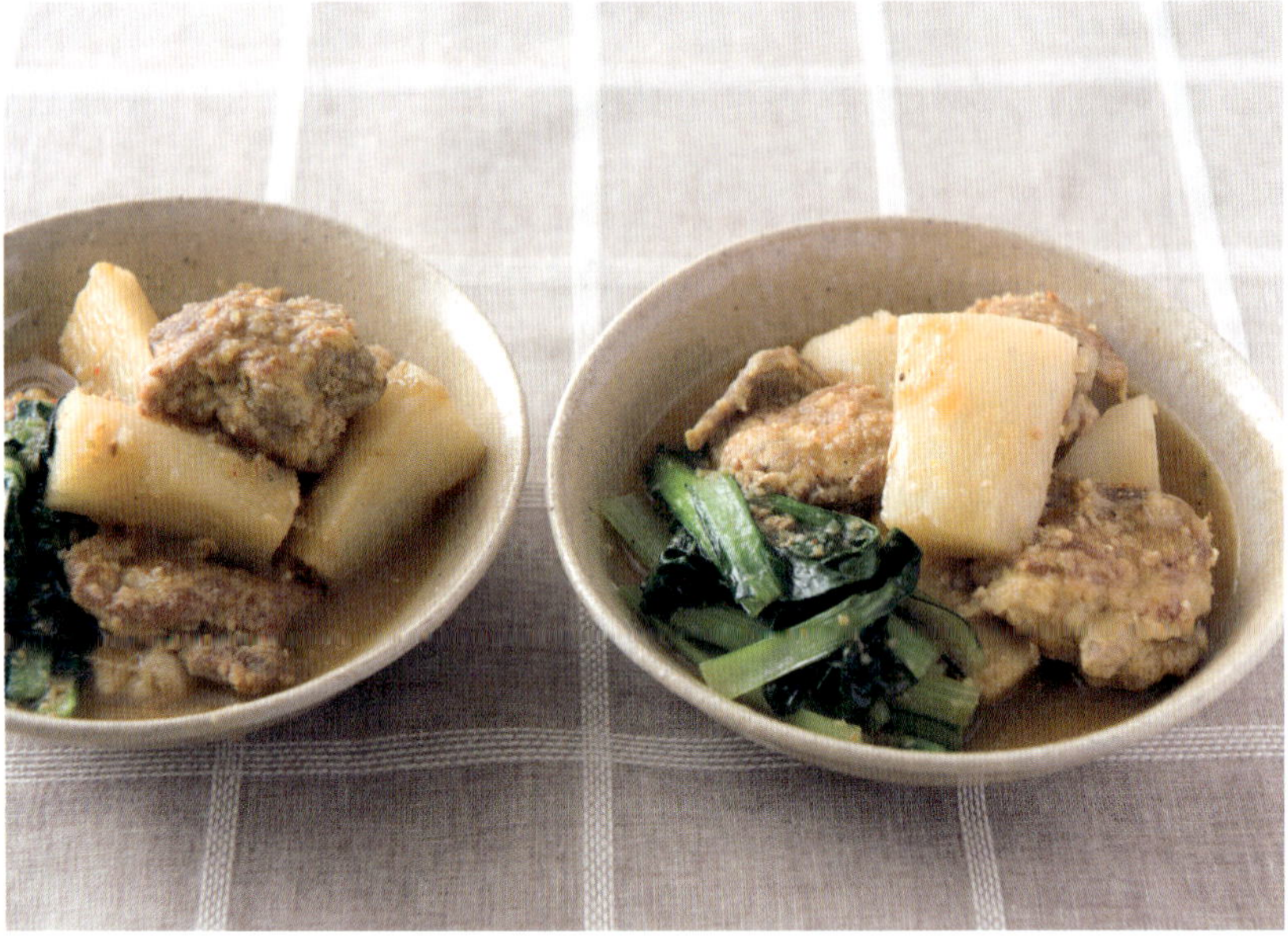

材料（2人分）

A
- 豚こま肉…200g
- 卵…1個
- 小麦粉…大さじ2
- 塩小さじ…¼
- こしょう…少々

サラダ油…大さじ½

B
- 水…1½カップ(300cc)
- ストックA…大さじ4

長いも…8〜10cm（約200g）

小松菜…⅓束(約100g)

作り方

1 ボウルにAを入れてよくもみ込むようにしてまぜる。フライパンで油を熱し、Aを大きめの一口大に丸めて平たくして並べる。弱めの中火で2〜3分、裏に返して1〜2分焼く。煮立てたBの中に入れる。

2 長いもを4〜5cm長さ、縦4つに切り、①に加えてアクが出たらすくい、落とし蓋をして12〜13分、長いもがやわらかくなるまで煮る。

3 4〜5cmに切った小松菜も加え、しんなりしたら火を止める。

POINT

小松菜には血行をよくする働きがあり、冷え性の人にもオススメ。カルシウムがほうれん草の3倍含まれていて、歯や骨を丈夫にします。

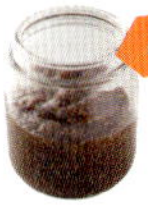

めんに!

サッパリと食べられます!

アレンジ 3

キャベツとしその焼きうどん

|風邪|不眠|貧血|ストレス|便秘|がん|胃腸強壮|リラックス|食欲増進|美肌|

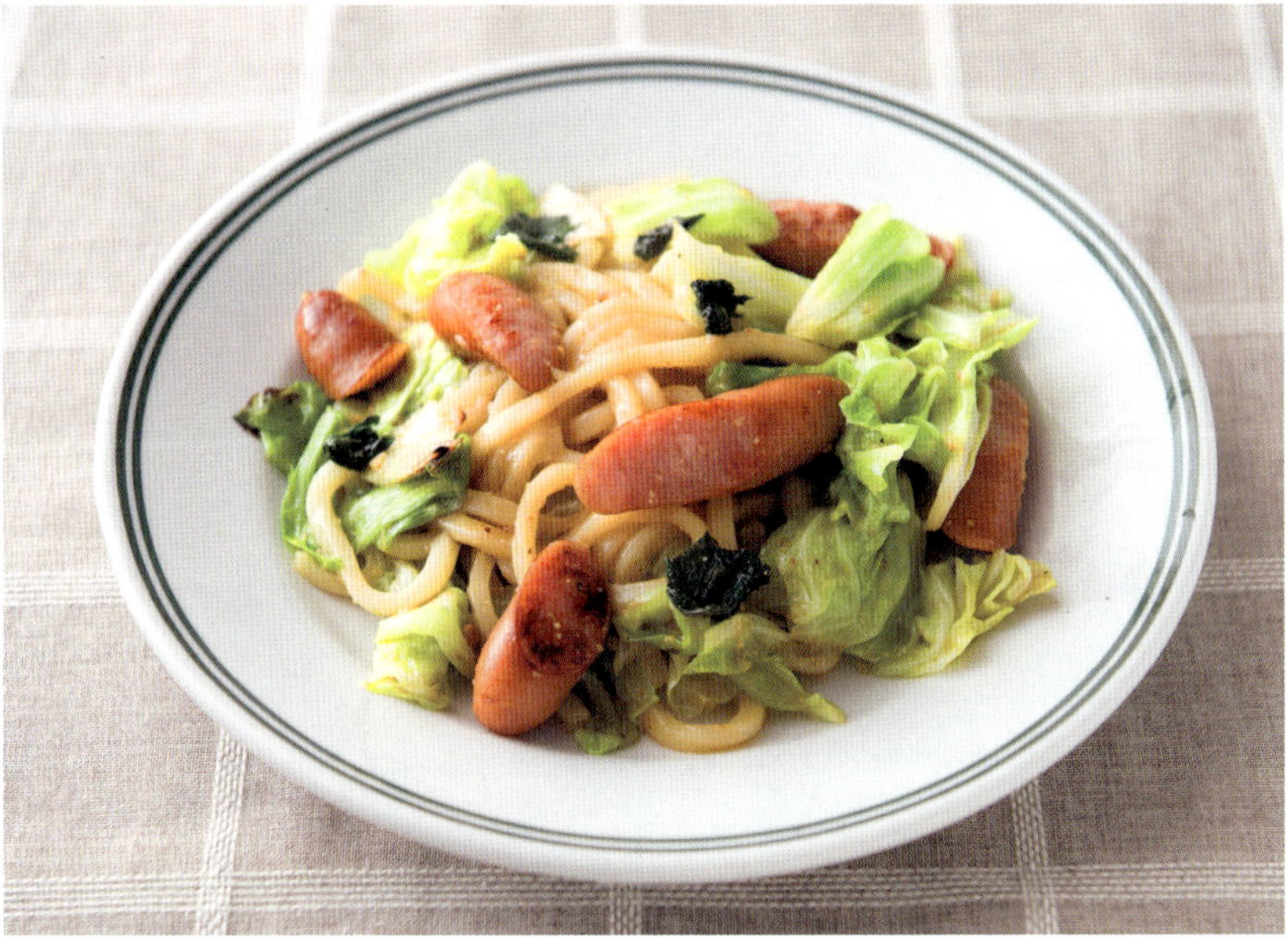

材料(2人分)

うどん(冷凍など)…2玉
キャベツ…・大2枚(200g)
しそ…5枚
ソーセージ…5~6本
サラダ油…大さじ½
ストックA…大さじ3

作り方

1 うどんは袋の表示通りに、電子レンジでほぐれるまで加熱する。キャベツはざく切り、しそは1.5cm角、ソーセージはななめ3等分に切る。

2 フライパンに油を熱し、ソーセージを入れて中火で1~2分いため、キャベツを加える。

3 キャベツが少ししんなりしてきたら、うどんを加えていため、ストックとしそも加えて、全体になじむまで2~3分いため合わせる。

POINT

キャベツにはイソシアネートという抗がん物質が含まれています。

ストック B

サッパリヘルシー！

ショウガバジルのドレッシング

◯心疾患◯疲労◯整腸作用◯利尿◯がん◯動脈硬化◯高血圧◯滋養強壮◯リラックス◯消化促進◯自律神経安定◯集中力アップ◯

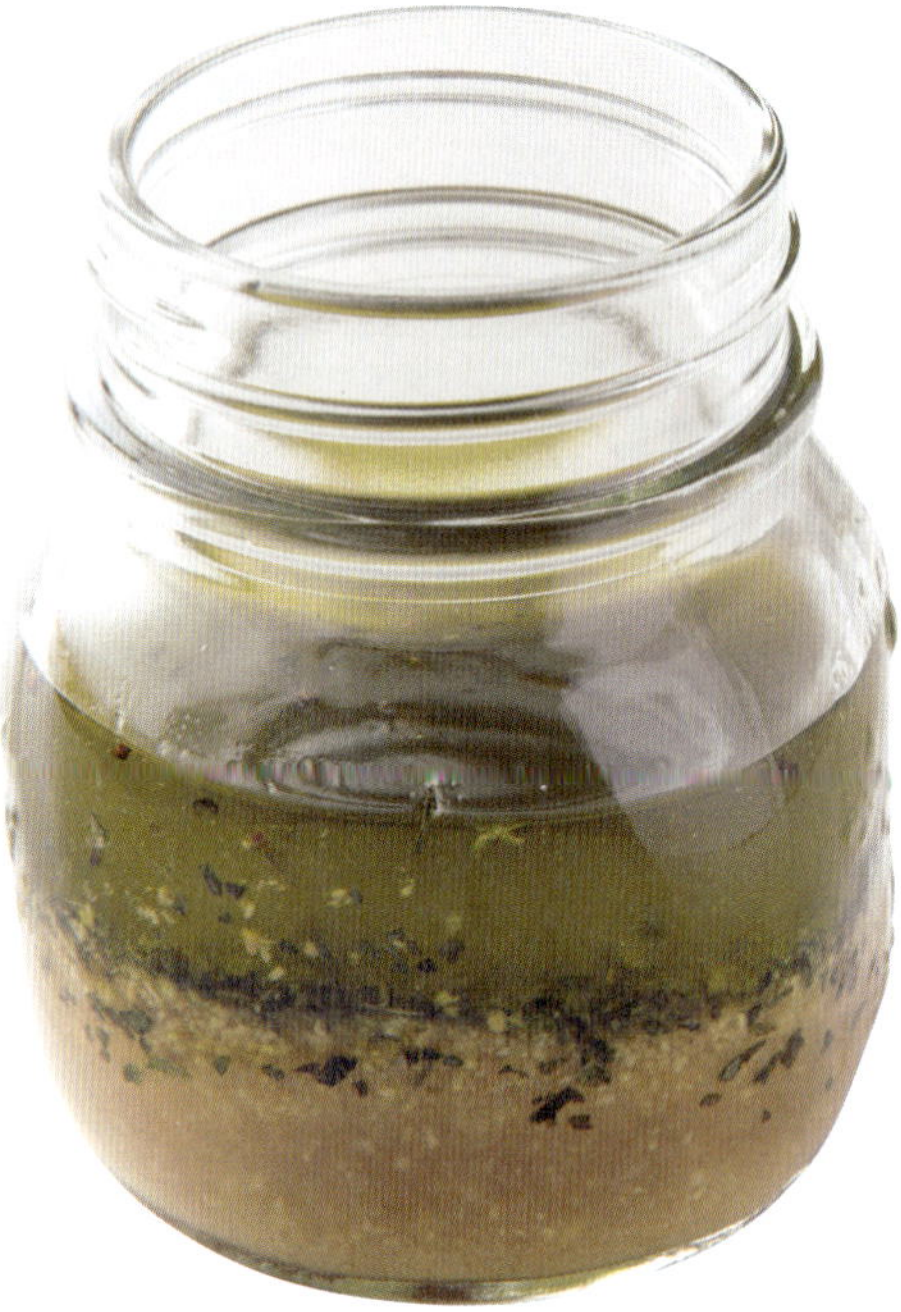

こんな料理にも！

- 焼いた肉、魚のソースとして
- グリーンサラダに
- カルパッチョのソースに
- マリネの漬け液に
- 唐揚げの下味に
- 冷製パスタのソースに
- 冷しゃぶのソースに
- 冷奴に

材料（作りやすい分量）

A
- 酢…½カップ（100cc）
- オリーブ油…⅓カップ（約65cc）
- 蒸しショウガ…大さじ1
- 塩…小さじ1½
- 乾燥バジル…小さじ1
- おろしにんにく…小さじ½
- こしょう…少々

作り方

1 Aをあわせてまぜる。使う時は必ずまぜてから。冷暗所（夏は冷蔵庫）に保存して1カ月で食べきる。

POINT

バジルはしその仲間で、実は効能たっぷりのハーブ類。リラックスや消化促進、自律神経安定、がん予防などの働きがあると言われています。カロテンもたくさん含まれています。

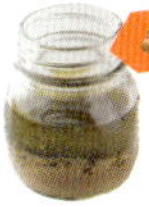

メインおかずに！

アレンジ 1

お手ごろなむね肉でオシャレな一品を

鶏むね肉のジューシーソテー

|胃腸病|貧血|万病|免疫アップ|がん|風邪|冷え性|生理不順|骨粗しょう症|
|消化促進|整腸作用|美肌|血行促進|

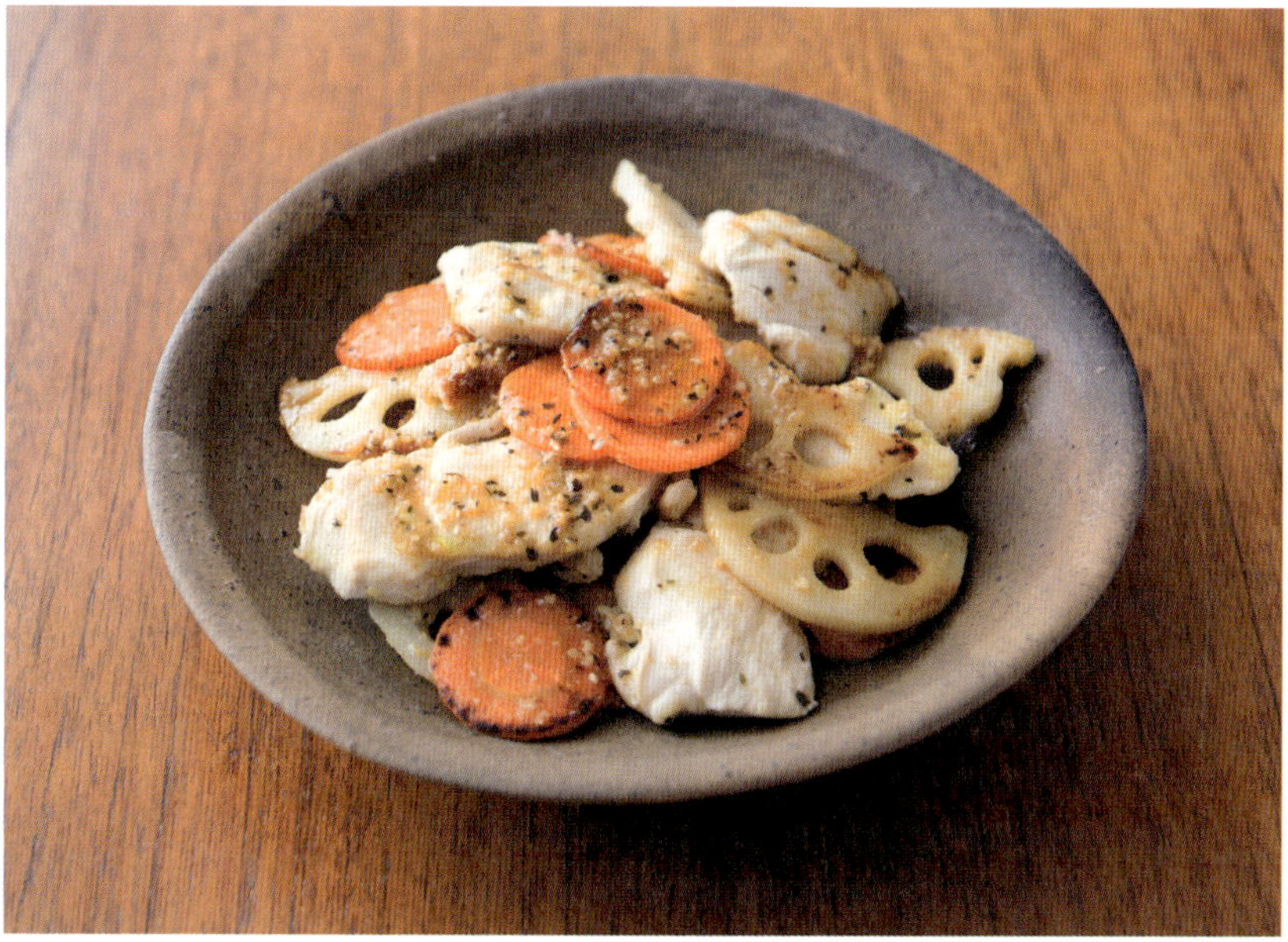

材料（2人分）

鶏むね肉…1枚
れんこん…¼節（約50g）
にんじん…¼本
オリーブ油…大さじ1
ストックB…大さじ4

作り方

1 鶏肉はそぎ切る。れんこんは半月切り、にんじんは輪切りにする。

2 油を熱したフライパンに①を並べ、弱めの中火で2〜3分、裏に返して2〜3分焼く。

3 火がほぼ通ったらストックをからめて火を止める。

POINT

れんこんにはミネラルやビタミンが多く含まれていて、とくにビタミンCや鉄分が豊富。れんこんを切ったときの粘り気はムチンという成分で、消化吸収を促進します。

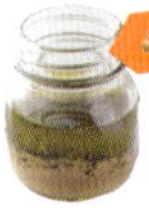

メインおかずに！

アレンジ 2

少しエスニックにいただきます！

えびのさっぱりいため

｜貧血｜血栓症｜滋養強壮｜

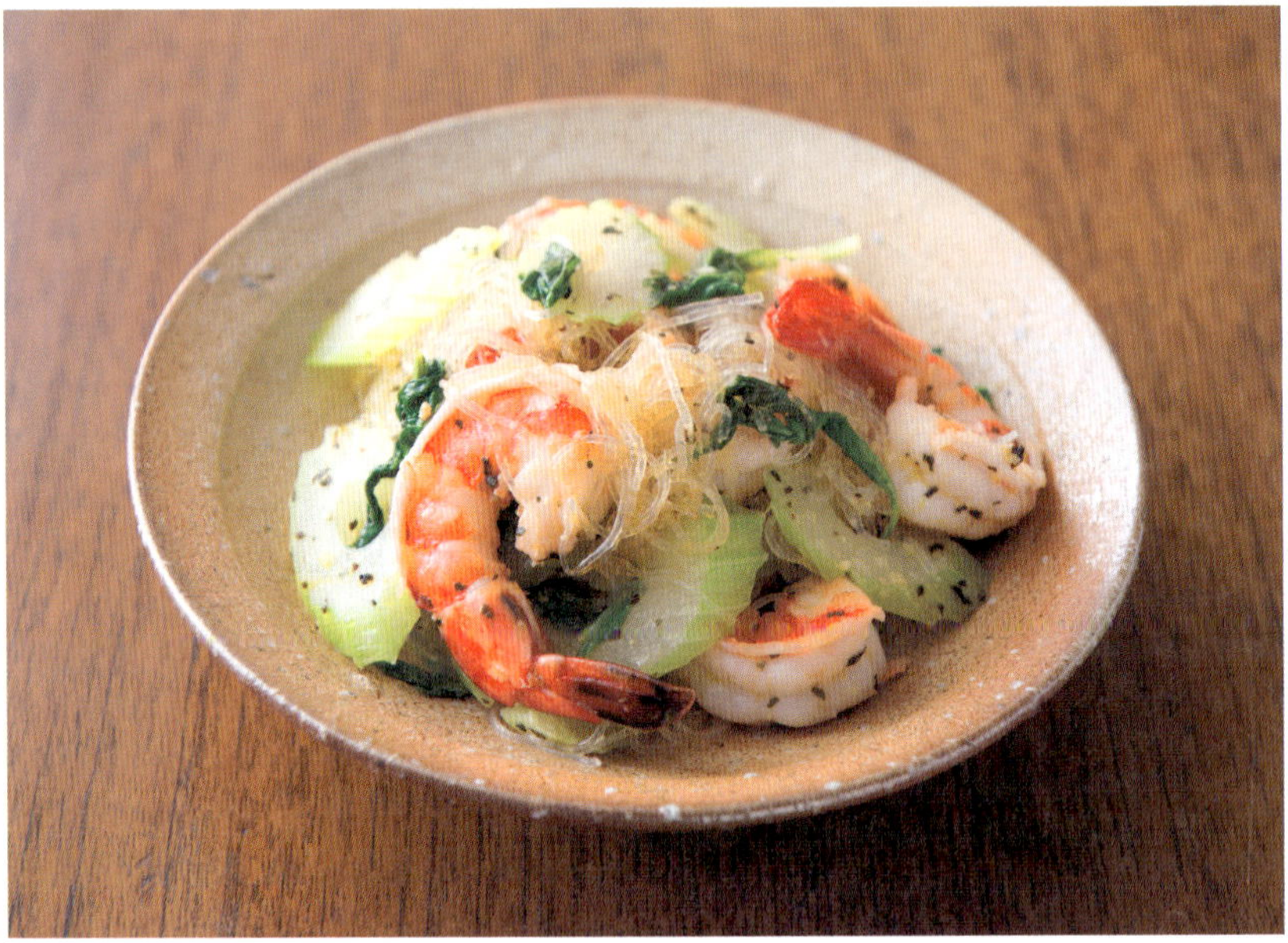

材料（2人分）

えび（中）…8尾（約180g）
白ワイン（または酒）…大さじ1
春雨…40g
セロリ（茎）…½本
セロリの葉…4～5枚
オリーブ油…小さじ1
ストックB…大さじ4

作り方

1 えびは尾を1節残して殻をむき、背に包丁目を入れて背ワタを除き、ワインをからめる。

2 春雨は熱湯をかけてもどし、ざく切りにする。セロリの茎はななめ5㎜に切り、葉はちぎる。

3 フライパンに油を熱し、①を強めの中火で1～2分いため、えびの色が赤くなりはじめたら、春雨とセロリの茎を加えて1～2分いためる。

4 セロリの葉とストックを入れて調味する。

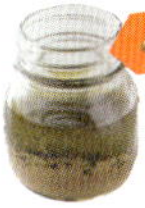

メインおかずに!

アレンジ 3

超シンプル料理なのに、とってもおいしい!

厚揚げのイタリアンステーキ

|がん|更年期障害|骨粗しょう症|整腸作用|ダイエット|脳の活性化|美肌|

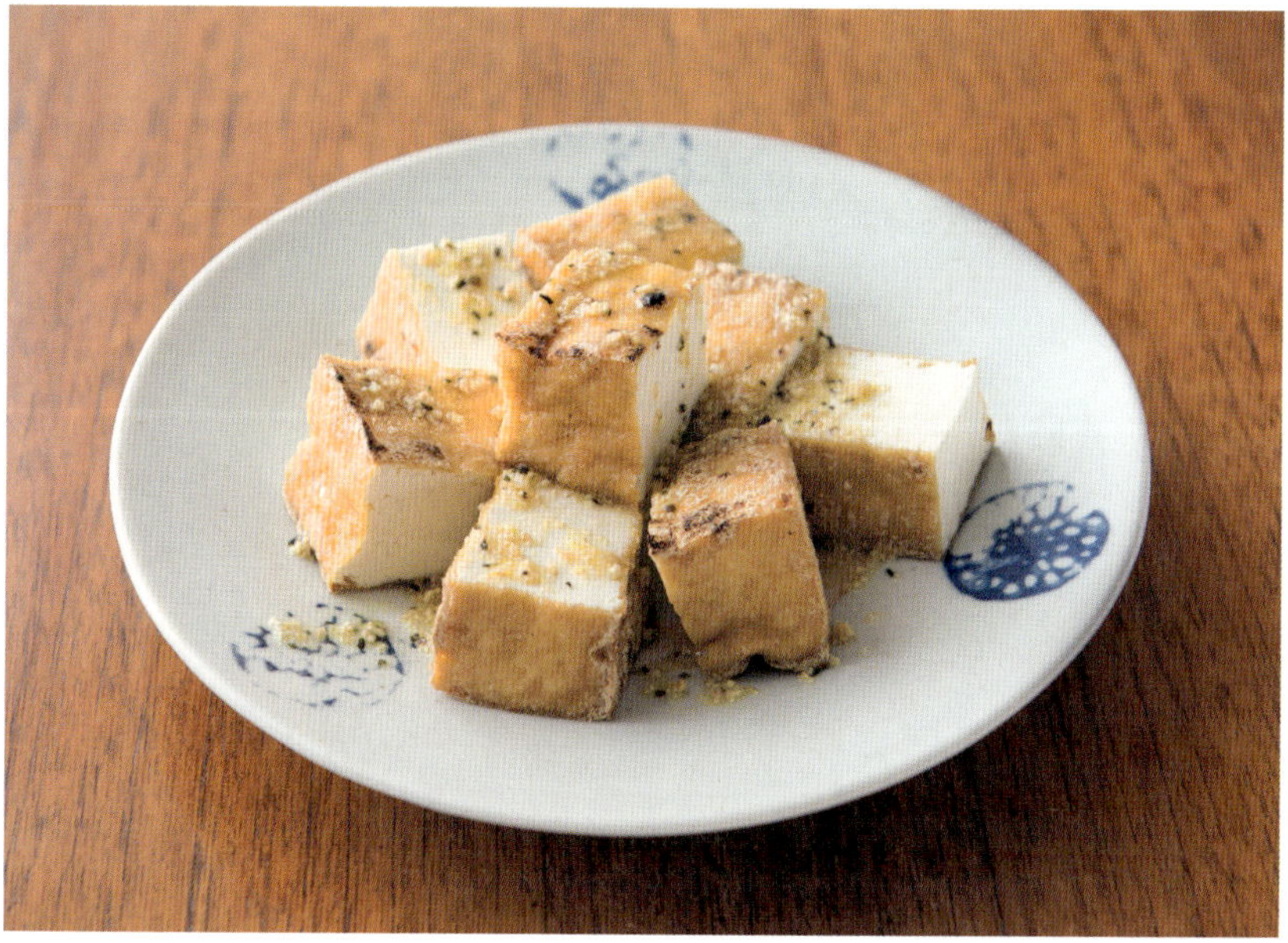

材料（2人分）

厚揚げ…1枚
ストックB…大さじ3

作り方

1 厚揚げはグリルまたは焼き網で、中火で上下を3〜4分ずつこんがりとした焼き色がつくまで焼く。

2 とりだして食べやすく切り、ストックをかけていただく。

POINT

厚揚げは、陽性と陰性の中間的性質を持つ間性の食物。蒸しショウガとあわさると体を温める食べ物となります。

ストック C

ごまとゆかりの香りが食欲をそそる

黒ごまゆかりふりかけ

○老化○高血圧○貧血○美肌○美髪○滋養強壮○血行促進○

こんな料理にも！

- おにぎりに
- 蒸し野菜に
- 揚げものに添えて
- 白いご飯や玄米に
- 卵焼きにまぜて
- 浅漬けの素として
- 焼きうどんの味付けに
- 雑炊、おかゆに
- だいこんサラダに

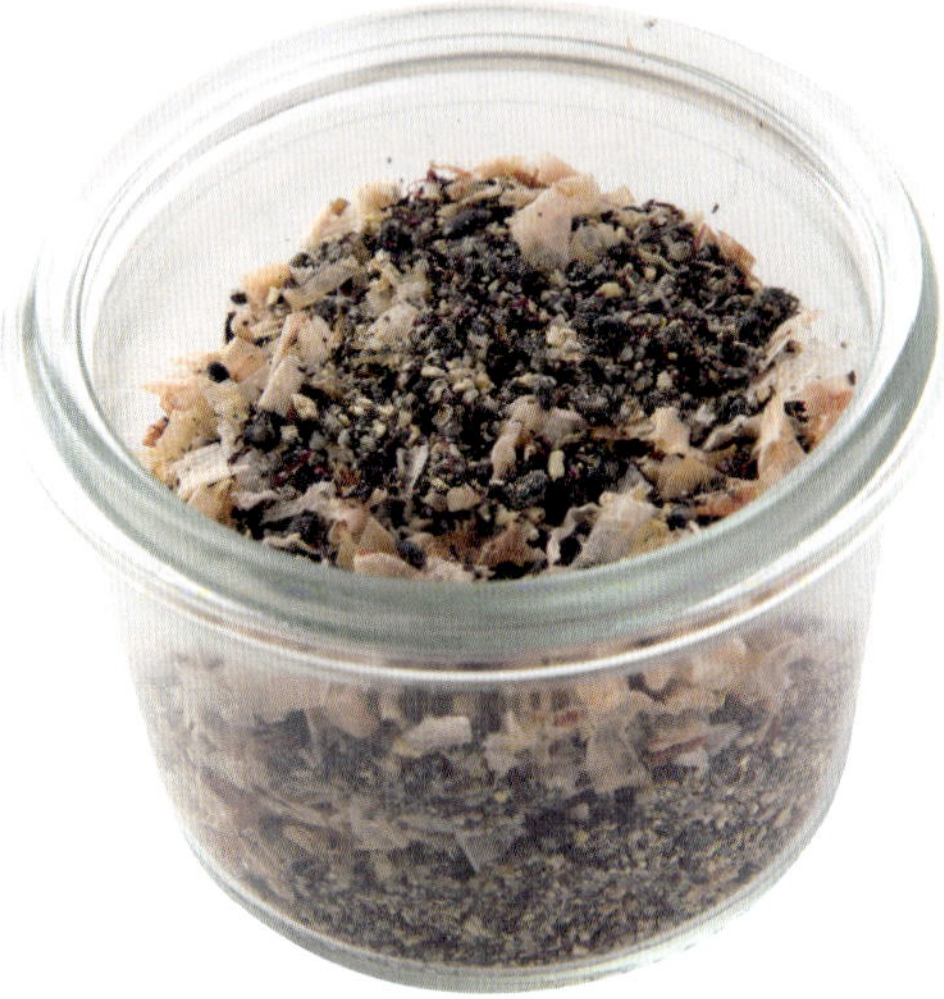

材料（作りやすい分量）

A
- 蒸しショウガ…大さじ1〜2（好みで）
- 黒すりごま…大さじ4
- かつおぶし…1パック（5g）
- ゆかり…大さじ2
- 塩…小さじ1

作り方

1 Aをあわせてよくまぜる。冷暗所（夏は冷蔵庫）に保存して2カ月で食べきる。

POINT

赤じそを塩漬けにして乾燥させたゆかりは、体を温める効果がバツグン。黒ごまは黒い皮に抗酸化物質がたくさん含まれて、抜け毛や白髪にも◎。そのままだと消化吸収しにくいので、このようにすりごまにすると薬効が一層高まります。

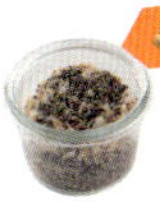

めんに!

アレンジ 1

食欲のない日もスルスル食べられる!

油揚げのゆかりそば

｜がん｜骨粗しょう症｜更年期障害｜二日酔い｜食欲増進｜美肌｜ダイエット｜脳の活性化｜消化促進｜整腸作用｜

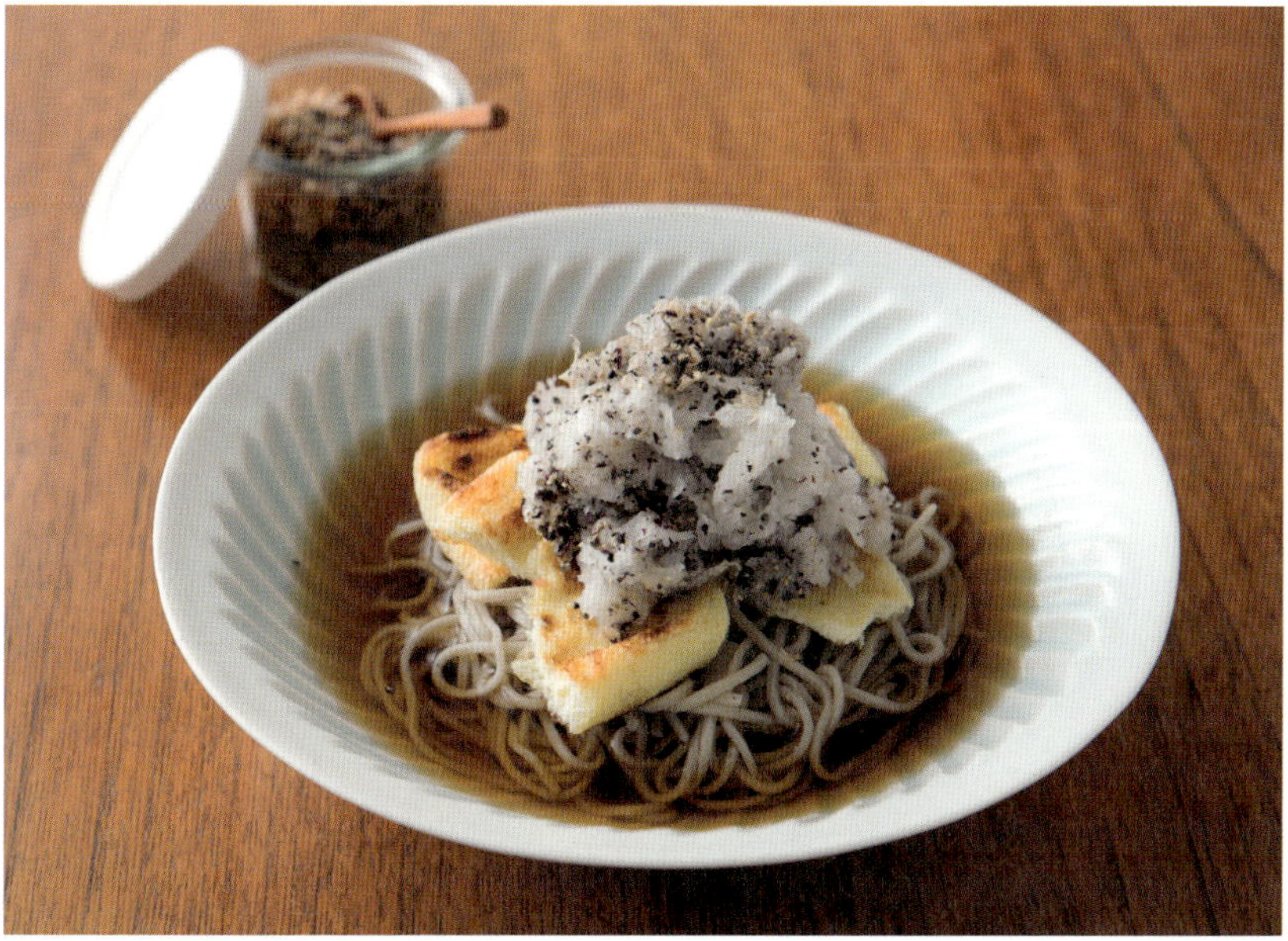

材料（2人分）

日本そば…2人分
油揚げ…2枚
だいこん…8〜9㎝（約300g）
ストックC…大さじ2
A
- 冷水…2カップ（400cc）
- めんつゆ（3倍希釈）…½カップ（100cc）

作り方

1 そばは袋の表示通りにゆでる。

2 油揚げはグリルまたは焼き網で、弱めの中火で、両面がこんがりと焼けるまで3〜4分焼く。おいてあら熱がとれたらちぎる。だいこんはすりおろしてざるにあげて水けを切り、ストックを加えまぜる。

3 ①がゆで上がったら流水であらって水けを切り、等分に器に盛る。②をのせて、まぜ合わせたAをかける。

POINT

だいこんに含まれる酵素類は、辛味の部分に多く含まれているので、すりおろすと胃もたれや二日酔いによく効きます。そばは漢方で、食欲を回復させたり整腸作用があるとされています。そばは体を温める作用もあり、筆者も毎日のように食べています。

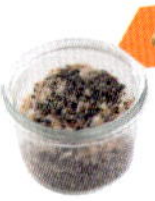

サブおかずに!

アレンジ 2

5分でできちゃう!

たたききゅうりあえ

|高血圧|腎臓病|暑気あたり|脱毛|がん|利尿|

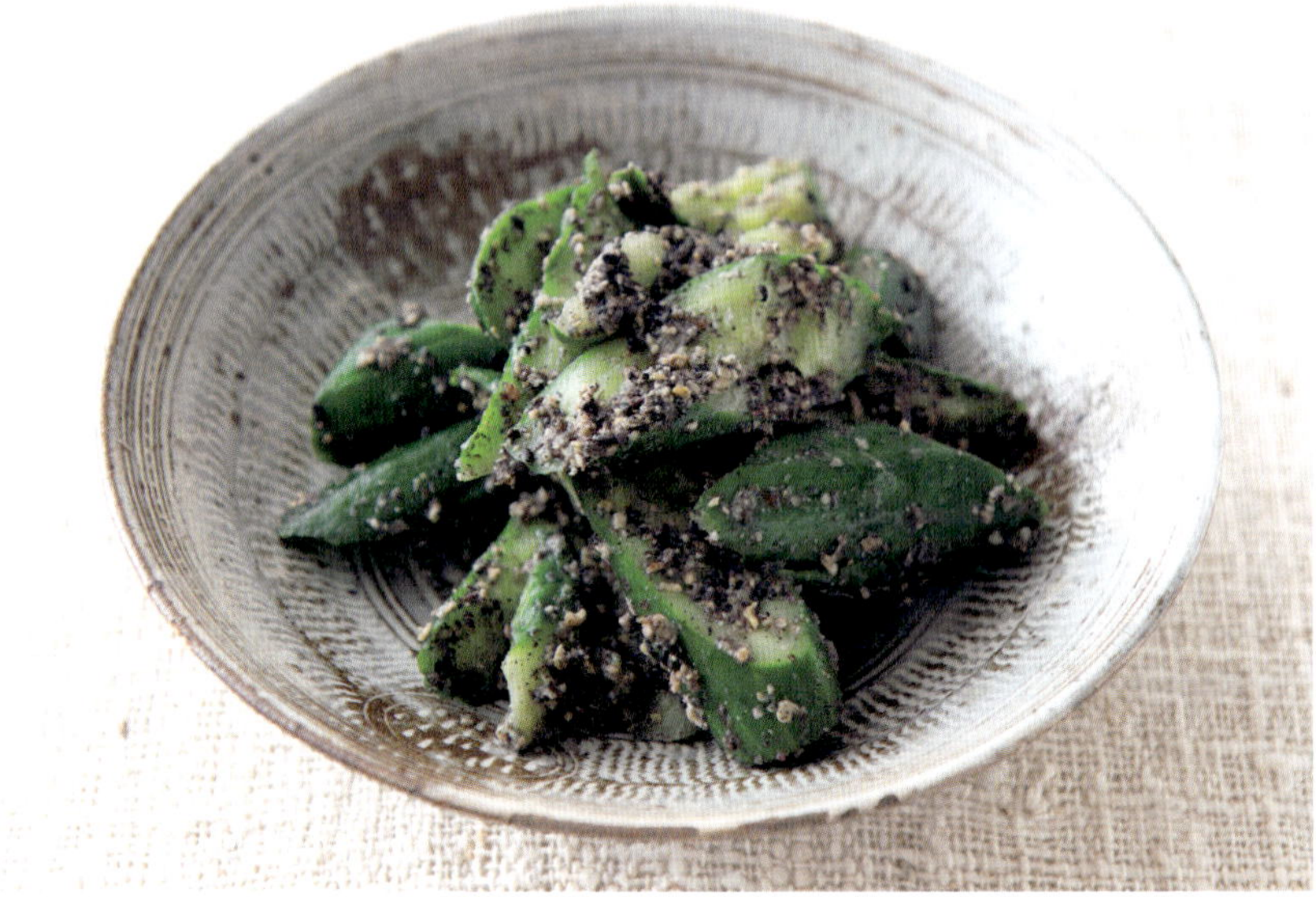

材料（2人分）

きゅうり…2本
ストックC…大さじ3

作り方

1 きゅうりは両端を切り落とし、肉たたきや棒などでひびが入るまでたたき、大きめの乱切りにする。

2 ビニール袋かボウルに入れ、ストックをまぶして15分以上おく。

POINT

きゅうりは体を冷やす野菜なので、夏の暑い日にはピッタリ。ただ、冷えが気になる人はこうして蒸しショウガを加えるのが正解です。きゅうりの成分のククルビタミンには抗がん作用があることが発見されています。

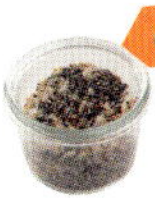

サブおかずに！

ちくわでボリュームアップ！

アレンジ 3

ごぼうのシャキシャキサラダ

|むくみ|生理不順|高血圧|糖尿病|老化|がん|整腸作用|ダイエット|

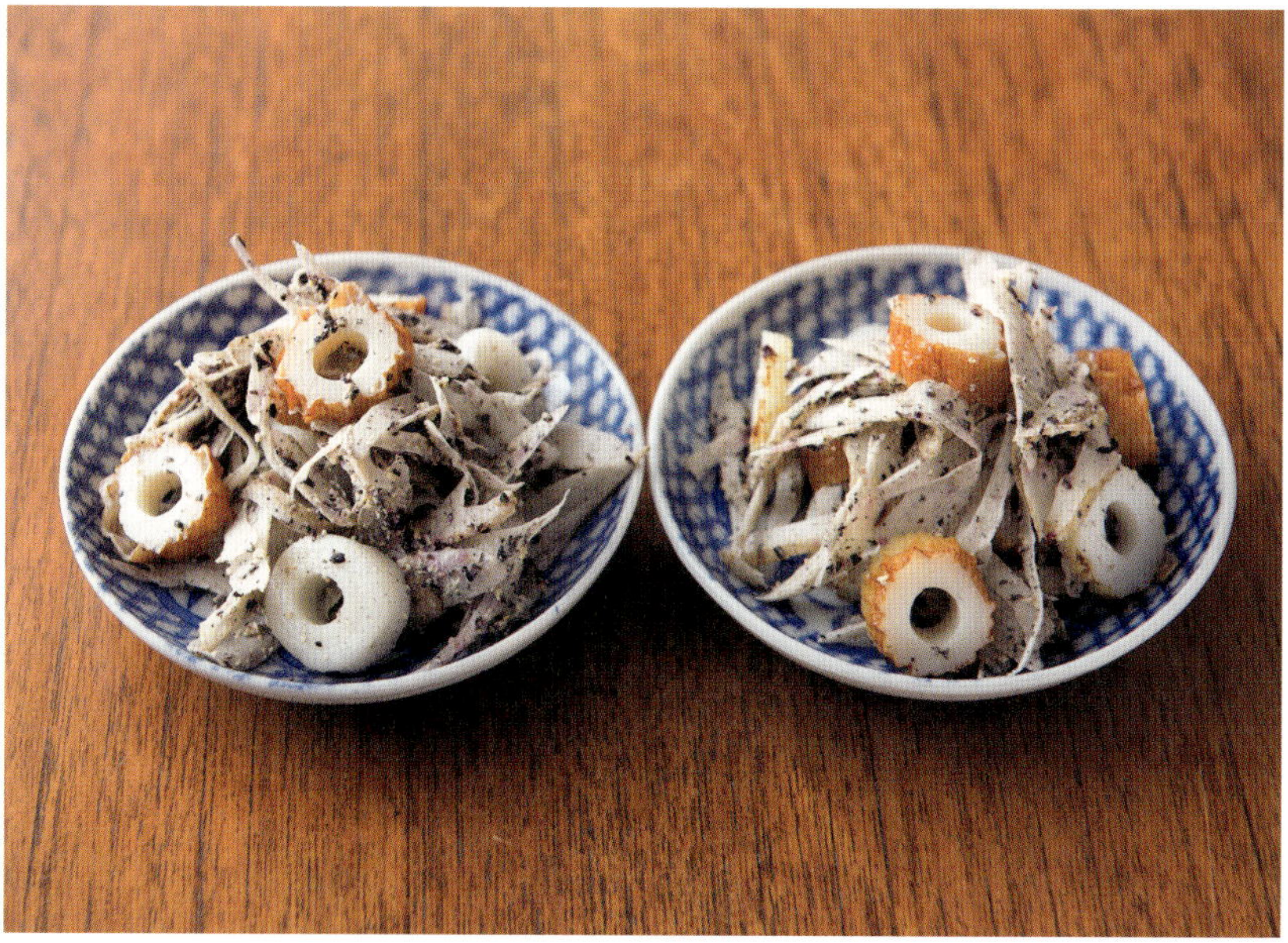

材料（2人分）

ごぼう…½本（60g）

A
- 小口切りのちくわ…2本分
- ストックC…大さじ2
- マヨネーズ…大さじ1

作り方

1 ごぼうはピーラーでささがきにし、水でさっと洗いざるに上げる。酢大さじ1〜2（材料外）を入れた湯で2〜3分ゆでてざるに上げ、あら熱をとる。

2 ①、Aをまぜ合わせる。

POINT

ごぼうは体を温める陽性の野菜で、漢方で、解熱解毒作用があるとされています。水溶性食物繊維が豊富なので、血糖値の上昇や脂肪増加を抑えます。

【Dr. 石原の】

私の体温め生活

私の体温め生活をご紹介しましょう。まず、腹巻きは夏でも24時間しています。秋頃からは腹巻きにカイロもはりつけます。

毎朝、ジョギングを30分。家事をするときは、サウナスーツを来て小走りしながら家の中を動きます。子どもの保育園の送迎では、電動自転車のスイッチを入れずに、自分の脚力で。エレベーターの中でも壁腕立てにスクワット！　体を温めるには運動は欠かせません！　あとは、やっぱり蒸しショウガ！

朝はにんじんジュースに蒸しショウガ。蒸しショウガを入れたショウガ紅茶を1日2～3杯。昼食はショウガ紅茶だけか、わかめそばにネギ、蒸しショウガ、七味唐辛子をたっぷりと。

お風呂に入る前に子どもをだっこしてスクワット。そして、子どもたちといっしょに汗が出るまで、毎日必ず湯船につかります。

晩ごはんは和食を基本に、みそ汁に蒸しショウガ、納豆に蒸しショウガ、ショウガの漬物も食べ、まさにショウガ三昧です！

アルコールはまずはビール1杯で、粉末にしてない蒸しショウガをおつまみ代わりにバリバリと。ビールは体を冷やすので、あとは体が温まる赤ワインや焼酎をグイっと。

服装はちょっと汗ばむくらい厚着でＯＫ、絶対に冷やさないことを心がけています！

ここまでするのは大変かもしれませんが、

①蒸しショウガ
②ちょこちょこ運動
③毎日湯船
④腹巻き着用

はできたら続けていただき、健康をたもっていただけたらうれしいです。

PART
4

体の不調対策！蒸しショウガレシピ

冷えや体の痛み、むくみ、糖尿病、高血圧など、体の不調に対応したレシピです。漢方から見たそれぞれの不調の原因もお教えします！

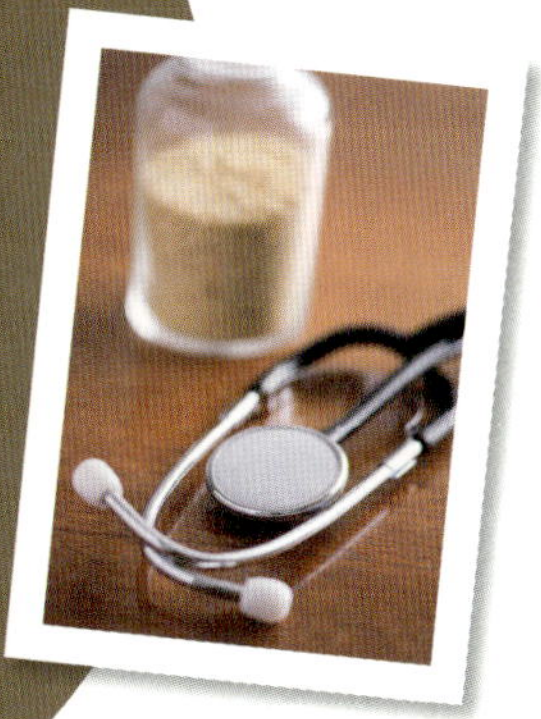

西洋医学には「冷え」の概念はありませんが、漢方では「冷え」にどう対処するかを重視しています。現代人は運動不足やストレス過多、食事の欧米化などが原因で体が冷えているのです。体温が1度下がると免疫力は30％以上低下するとされていて、「冷え」は万病の元といえます。

材料（2人分）

かぼちゃ…⅛個（約200g）
にら…¼束（約25g）
ごま油…大さじ½
あいびき肉…100g
A ┌ しょうゆ…大さじ1
　└ 蒸しショウガ…小さじ1

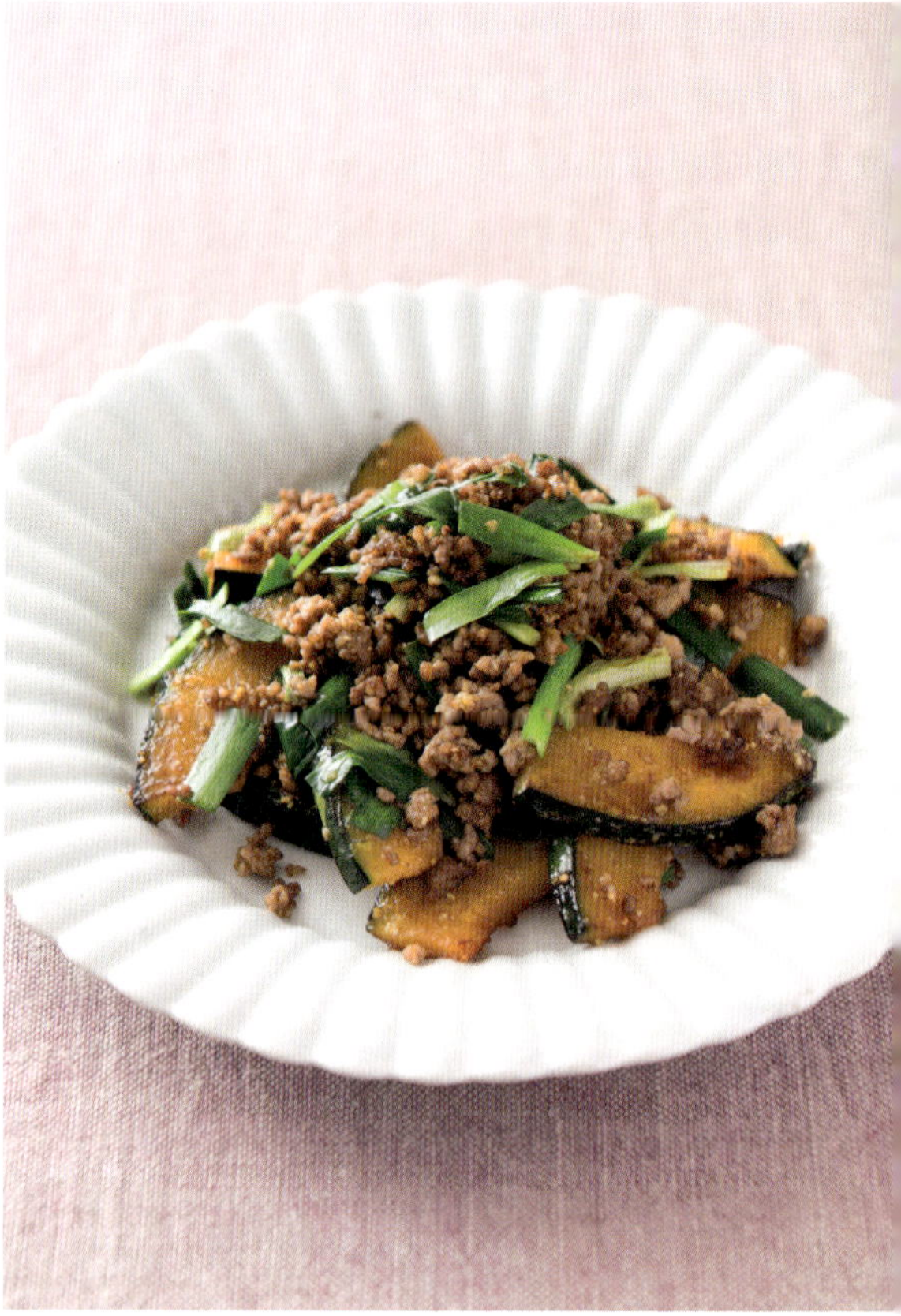

作り方

1 かぼちゃは厚さ5㎜幅4〜5㎝のくし形に切る。にらは2〜3㎝長さに切る。

2 フライパンにごま油を熱してかぼちゃを並べ、弱めの中火で2分、裏に返して1〜2分、少し固めに焼く。

3 ひき肉を加えて中火にし、火が通るまで2〜3分いためて、にら、Aも加えて全体にまぜながら調味する。

この意外な組み合わせがハマります！

かぼちゃとにらのいためもの

|老化|風邪|がん|冷え性|便秘|眼精疲労|胃腸病|生理不順|生理痛|
|美肌|滋養強壮|

POINT

かぼちゃは血行をよくするビタミンEとカロテンが豊富に含まれていて、美容や抗酸化、老化予防などに力を発揮します。滋養強壮効果のあるにらと味の相性も実はピッタリ。

冷え対策

外はカリッ、中はしっとり。冷めてもおいしい

さけのこんがりピカタ

|動脈硬化|骨粗しょう症|高血圧|認知症|胃腸病|生理不順|生理痛|風邪|がん|

|整腸作用|美肌|免疫アップ|抗酸化|滋養強壮|

材料（2人分）

甘塩さけ…2切れ
蒸しショウガ…小さじ1
小麦粉…大さじ½
卵…1個
サラダ油…大さじ1
A ┌ 小口切りのにら、あらみじんの長ねぎ、しょうゆ…各大さじ1
　└ はちみつ、水…各大さじ½

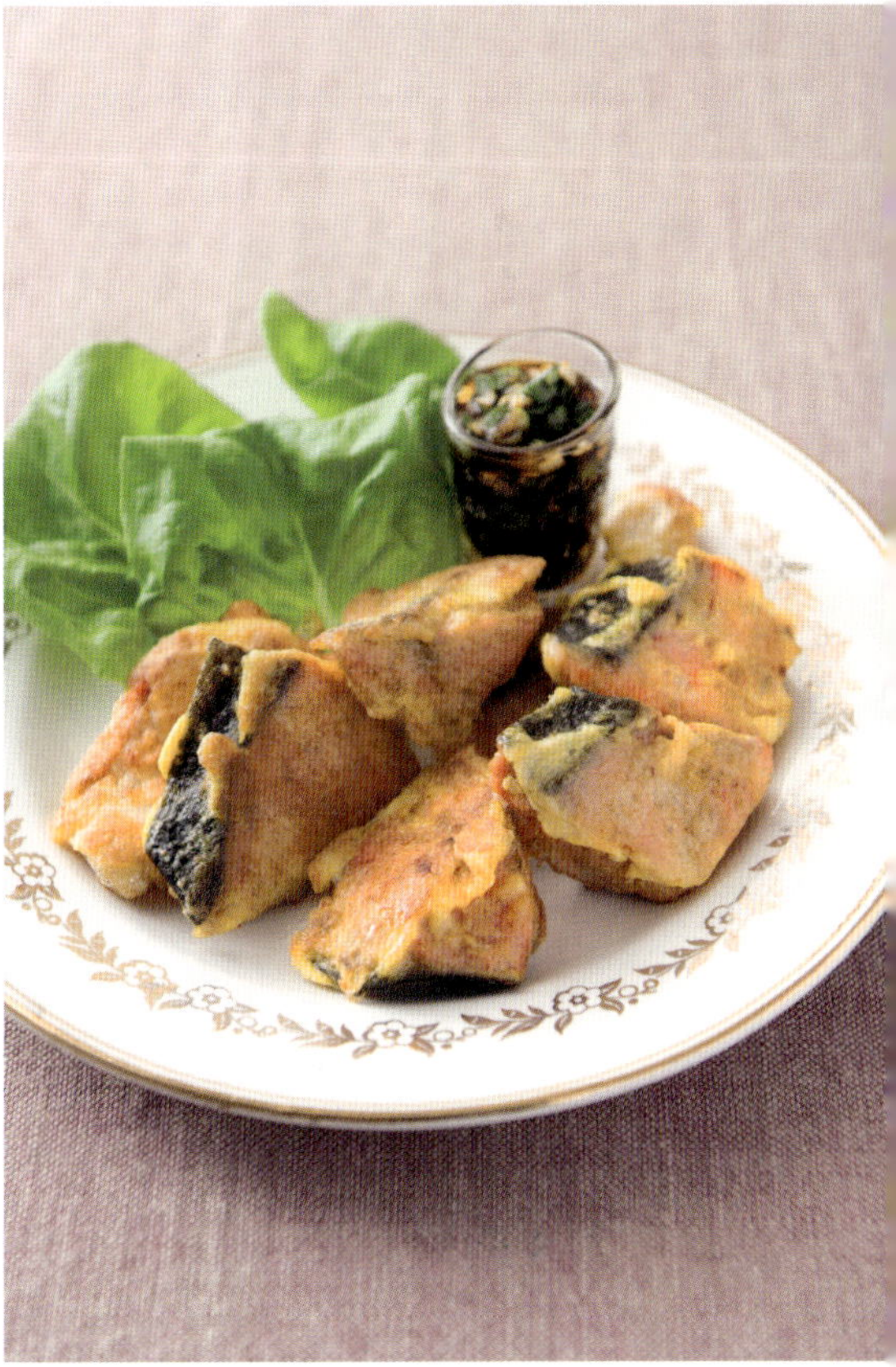

作り方

1 さけは小骨を除き、1切れを四等分くらいずつに切り、ボウルに入れて、ショウガを全体に押しつけながらまぶす。

2 小麦粉をからめて溶き卵にくぐらせ、油を熱したフライパンに並べる。弱めの中火で上下を1分ずつ焼き、残った卵液に再びくぐらせる。これを卵が無くなるまで2～3回繰り返して火が通ったら火を止める。

3 まぜ合わせたAを添える。あればサラダ菜（材料外）を添える。

POINT

さけは体を温める作用が強力です。さけに含まれるDHA、EPAは記憶能力アップ、動脈硬化予防にパワーを発揮。身の赤い色は抗酸化作用の強いアスタキサンチンによるものです。

風邪や気管支炎などは、病原体としては細菌やウイルスなどが挙げられますが、その根本原因は体が冷えて血液が汚れたことにあります。蒸しショウガで体を温め、風邪に負けない体を作りましょう。

材料（2人分）

ズッキーニ…小1本
長ねぎ…½本（10㎝）
豚ロース薄切り…8枚
ごま油…小さじ1
A ┌ 黒すりごま…大さじ2
　 │ 塩麹…大さじ1
　 └ 蒸しショウガ…小さじ1

※塩麹はメーカーによって多少塩分が変わるので、味を見て調節。

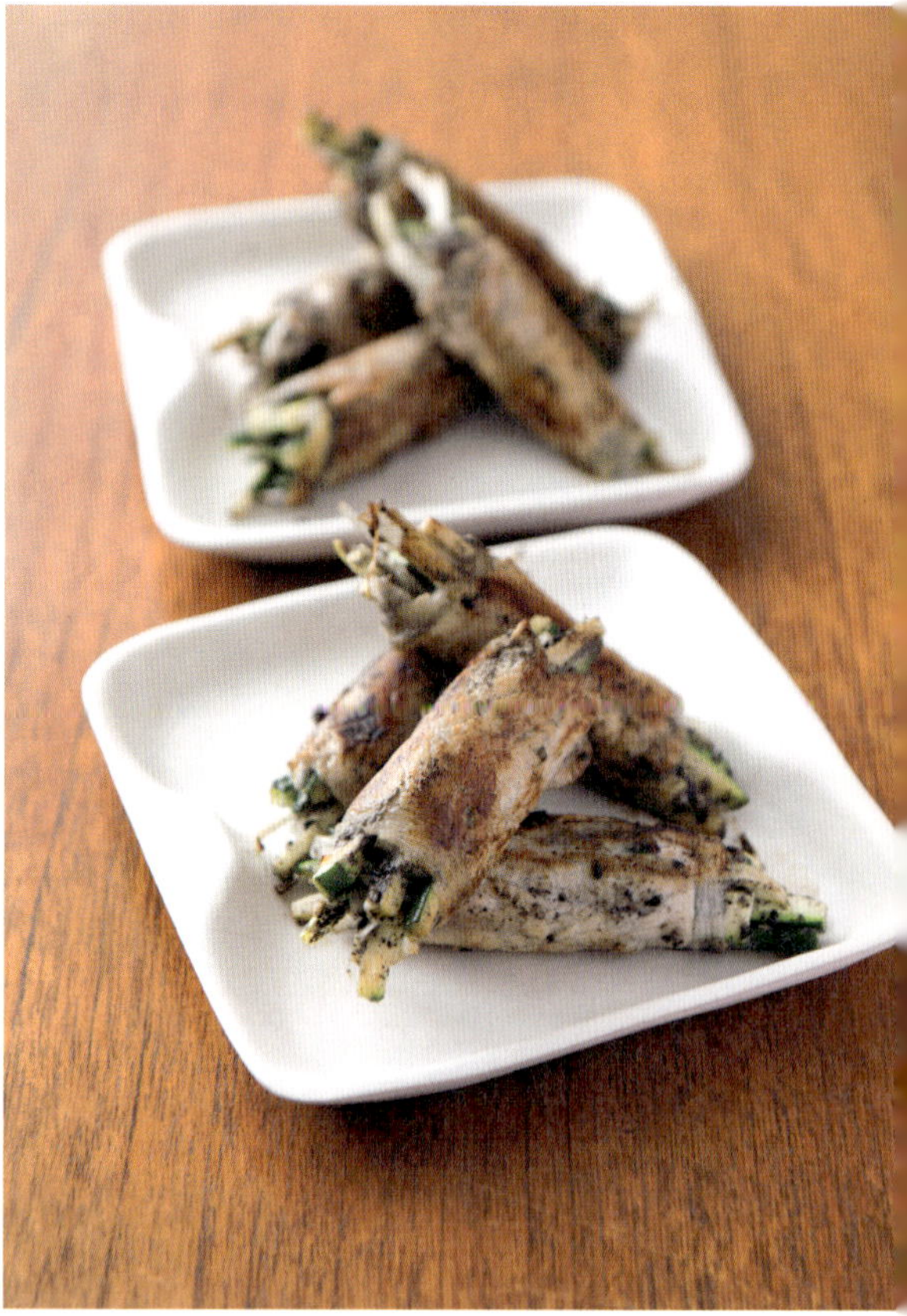

作り方

1 ズッキーニは両端を切り落として、横半分に切り、太めのせん切りにする。長ねぎは5㎝長さに切り、太めのせん切りにする。

2 ①をボウルに入れてAをからめて8等分にする。1枚ずつ広げた豚肉で巻く。

3 ごま油を熱したフライパンに、肉の巻き終わりを下にして並べ、弱めの中火で5〜6分焼く。転がして焼く面を変えながら、それぞれ1〜2分ずつ焼き、全体にこんがりと焼き色がついたらできあがり。

見た目も楽しく、お弁当にピッタリ

ズッキーニと長ねぎのこんがり肉まき

| 骨粗しょう症 | がん | 老化 | 滋養強壮 | 美肌 | 美髪 | 高血圧 | 免疫アップ | 利尿 |

POINT

ズッキーニは元来は体を冷やす野菜ですが、蒸しショウガを加えたり、加熱調理すれば変わります。カロテン、ビタミンC、カルシウム、マグネシウムなどが豊富で体によい野菜です。長ねぎは漢方でねぎの白味の部分を「とうはく」と呼び、風邪や痛みの薬として用いてきました。このとうはくの部分に抗酸化物質がたくさん含まれています。

風邪予防、滋養強壮

いつものレバにらと一味ちがう

にらと鶏レバーのはちみつみそいため

|生理不順|生理痛|貧血|夜間頻尿|疲労|骨粗しょう症|老化|更年期障害|

|血液サラサラ|美肌|免疫アップ|整腸作用|

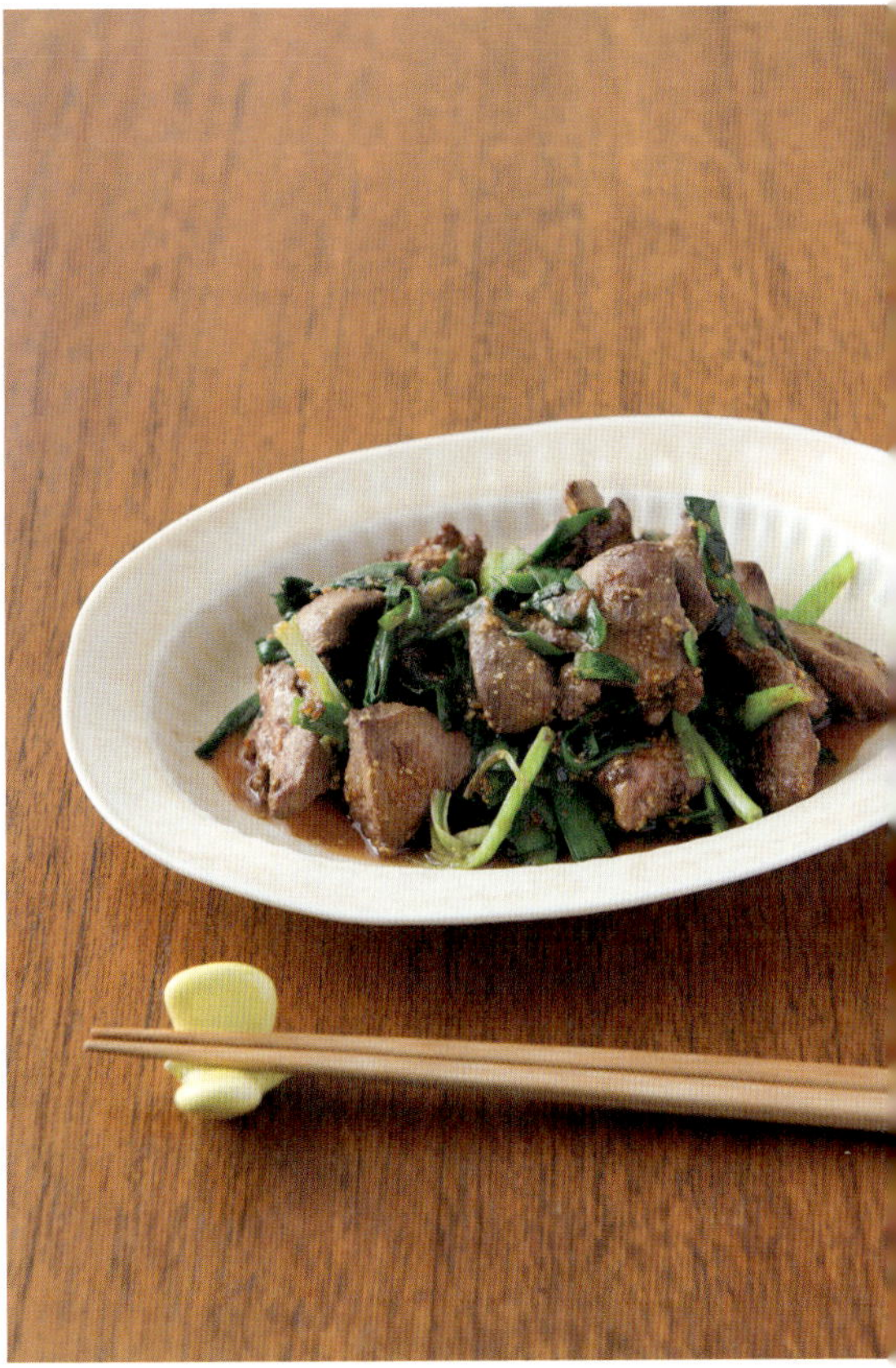

材料（2人分）

にら…½束（50g）
鶏レバー…150g
A「みそ、はちみつ…各大さじ1
　 蒸しショウガ…小さじ1
ごま油…小さじ1

作り方

1 にらは4㎝長さに切る。レバーは冷水に約30分つけて血抜きし、食べやすい大きさに切る。Aはまぜ合わせておく。

2 フライパンにごま油を熱し、レバーを入れて弱めの中火で上下を3〜4分ずつ焼く。

3 ②に火がほぼ通ったら、A、にらを加え、にらがしんなりしたら火を止める。

POINT

にら、レバー、みそ、はちみつ、ショウガはすべて体を温めるので、この料理は疲労や貧血、虚弱体質などの対策にもピッタリな最高のスタミナ料理です。

うつは寒い国や地方に多く、季節的には11月から3月に多いことから、精神的な不調は「冷え」と関係していることがわかります。不眠症の人も午前3〜5時の気温が低い時間帯に早朝覚醒することが多く、やはり体の冷えが関係しています。蒸しショウガで体を温めることと、漢方で言う〝気〟の流れをよくする食物を摂りましょう。

やわらかくって香ばしい!

鶏肉とゆずのオリーブオイル蒸し

|風邪|老化|動脈硬化|頭痛|生理痛|心疾患|高血圧|貧血|血栓症|
|滋養強壮|美肌|

材料(2人分)

セロリ…½本
セロリの葉…4〜5枚
鶏むね肉…1枚
ゆず…½個
A
オリーブ油、白ワイン(または酒)…各大さじ1
蒸しショウガ…小さじ1
塩…小さじ⅓

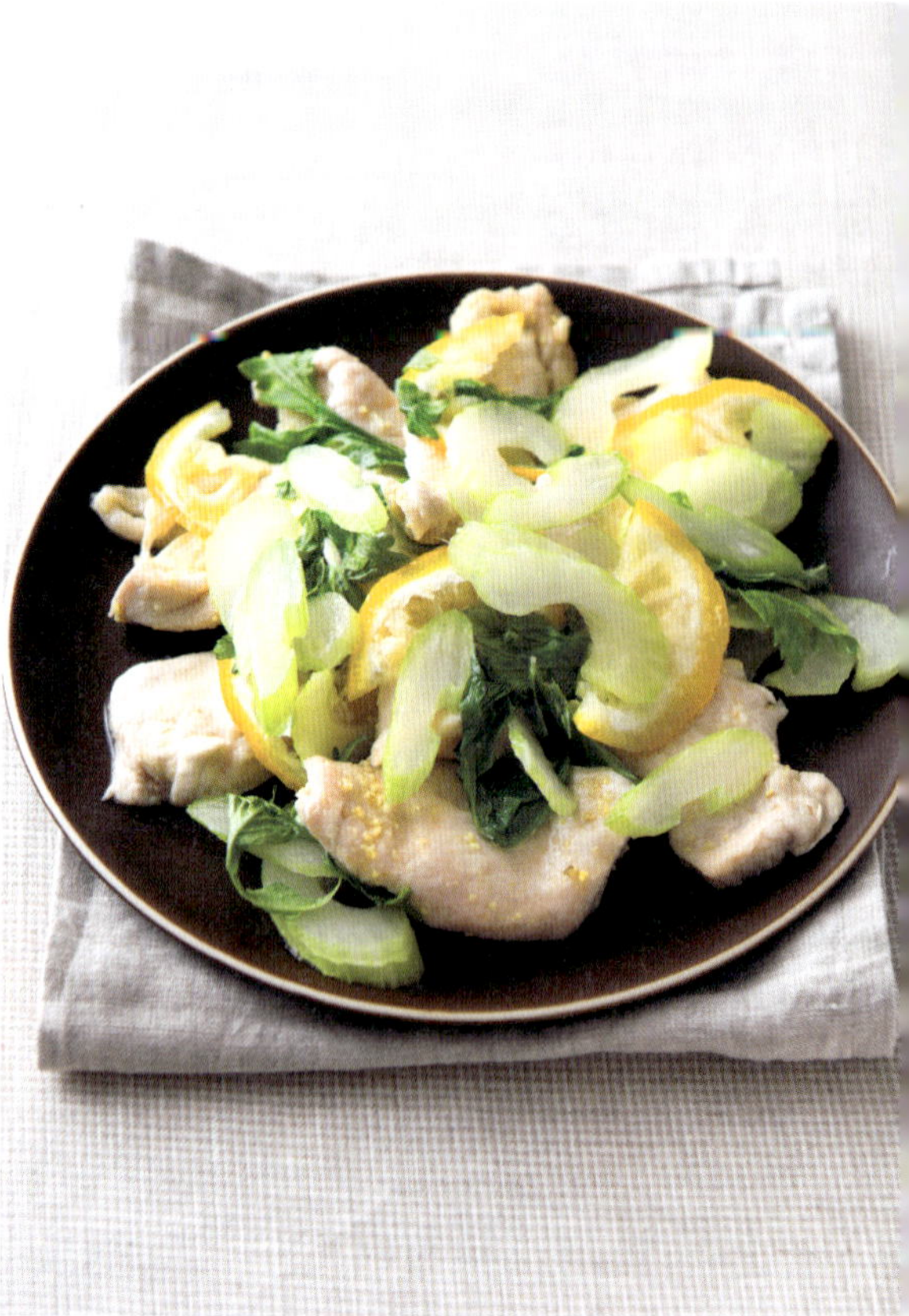

作り方

1 セロリはななめ薄切り、葉はちぎる。ゆずは薄切りにして種をとる。

2 鶏肉はそぎ切りにして耐熱器に入れ、Aをからめる。ゆずをのせてラップをフワリとかけ、電子レンジ(600w)で3分加熱する。

3 取り出して、肉全体の外側と内側を入れ替えて、加熱ムラを防ぐ。上にセロリと葉をのせて再びラップをかけ、全体に火が通るまで1〜2分加熱する。

POINT

セロリは古代ギリシャで、催眠剤、利尿剤などの万能薬として用いられました。香りの成分のアピインに神経を鎮める働きがあります。また、ゆずの香り成分テルペンにも神経の興奮を鎮める効果あり。

うつ、不眠対策

材料（2人分）

サーモン（刺身用）…1さく（150g）
レモン…½個
A
あらみじんのしそ…8～10枚分
オリーブ油…大さじ1
蒸しショウガ…小さじ1
塩…小さじ⅓
こしょう…少々

作り方

1 サーモンはそぎ切りにし、皿に並べる。

2 レモンは輪切り2枚をみじん切りにし、残りは汁を絞り、Aと合わせてまぜる。①の上にかけていただく。好みでさらに蒸しショウガをふってもよい。

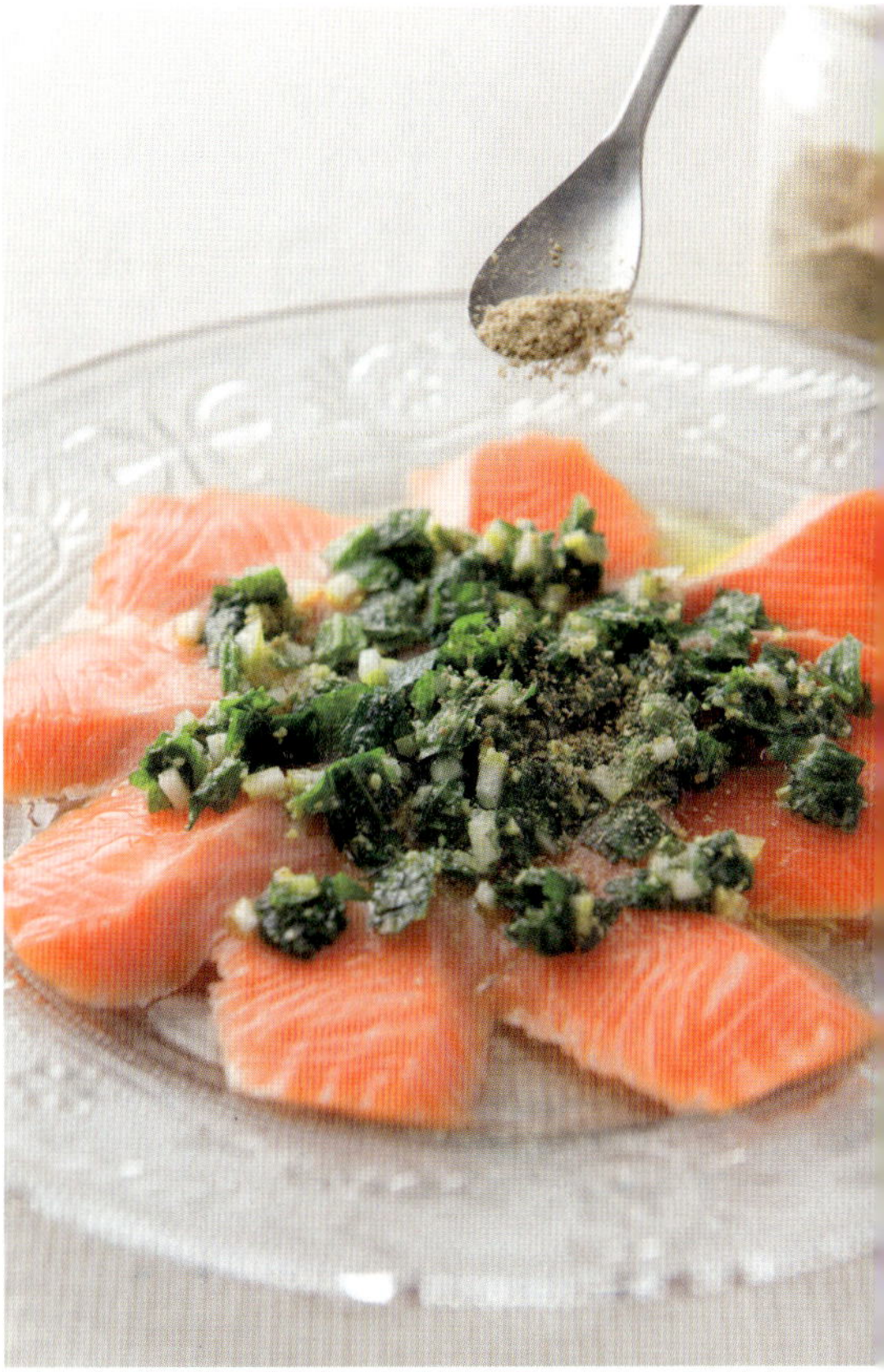

ちょっとしたおもてなしにもピッタリ！

サーモンのカルパッチョ しそレモンソース添え

｜風邪｜疲労｜心疾患｜動脈硬化｜高血圧｜貧血｜食欲増進｜美肌｜血行促進｜
｜免疫アップ｜リラックス｜

POINT

サーモンはさけの仲間で、その赤い身に抗酸化作用の強いアスタキサンチンが含まれています。

体を温める陽性食品です。

むくみは、体が冷えて腎臓の働きが悪くなっている状態です。体を温めて、よぶんな水分を排出させましょう。また、水分を摂りすぎないことも重要です。

材料（2人分）

さといも…大4個（約320g）
A ┌ 塩、こしょう…各少々
  └ 酢…小さじ1
きゅうり…1本
たまねぎ…⅛個
じゃこ…30g
ごま油、しょうゆ…各小さじ1
B ┌ マヨネーズ…大さじ1
  └ 蒸しショウガ…小さじ1

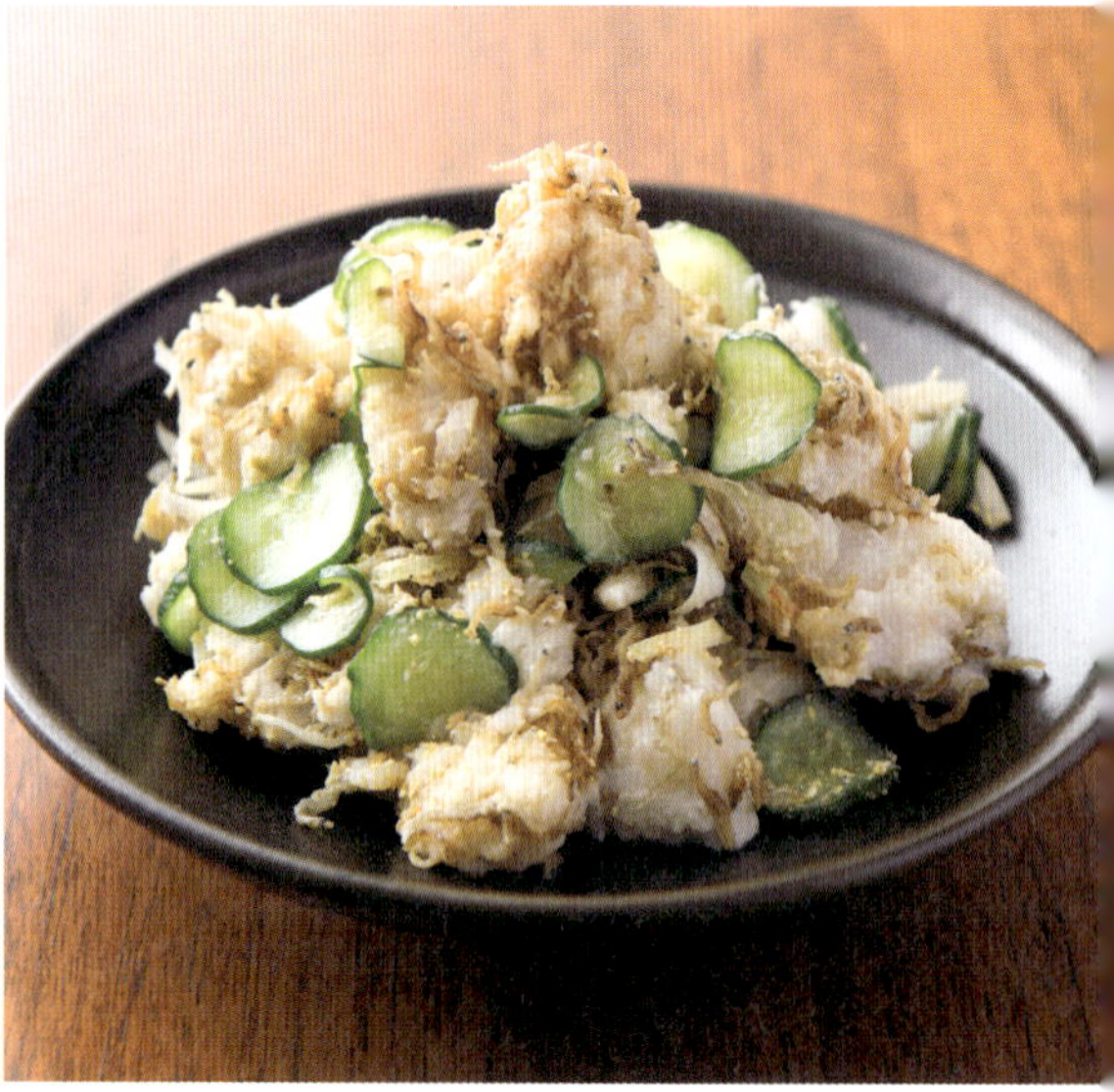

作り方

1 さといもはタワシで表面をよく洗い、皮がむきやすいように包丁目を4本くらい入れる。1個ずつラップに包み電子レンジ（600w）で3分、裏に返して2〜3分、竹串がすっと通るまで加熱する。

2 取り出して皮をむき、あらくつぶしてAを加えまぜる。

3 フライパンにごま油を熱してじゃこを入れ、薄茶色になるまで弱火で3〜4分いためる。

4 たまねぎ、きゅうりは薄切りにし、塩小さじ⅓（材料外）をまぜて約15分おき、軽くもんでしぼる。

5 ②のあら熱がとれたら、④、Bを加えまぜる。③にしょうゆをざっと入れたものとあわせて器に入れて軽くあえる。

ねっとり感が口にも体にもおいしい

さといものむっちりポテサラ

|がん|疲労|血栓症|糖尿病|動脈硬化|心疾患|高血圧|利尿|腎臓病|暑気あたり|
|脱毛|消化促進|整腸作用|免疫アップ|ダイエット|滋養強壮|鎮静作用|脳の活性化|

POINT

さといもには、カリウムが豊富に含まれているため、体の水分を出す働きがあります。また、ぬめりの成分はムチンとガラクタンで、ムチンはタンパク質の消化を促し、ガラクタンは脳細胞を活発にさせるといわれていて、体によい成分です。

むくみ対策

優しい味のあずきにシャキシャキの根菜がピッタリ

あずきと根菜のきんぴら

|疲労|腎臓病|便秘|生理不順|高血圧|胃腸病|貧血|消化促進|整腸作用|
|美肌|利尿|

材料（3〜4人分）

ごぼう…$\frac{2}{3}$本（80g）
れんこん…小1節（100g）
ごま油…小さじ1
A［水…大さじ2
　 酒…大さじ1
B［無糖のゆであずき（缶など）…60g
　 はちみつ、しょうゆ…各大さじ1
　 蒸しショウガ…小さじ1

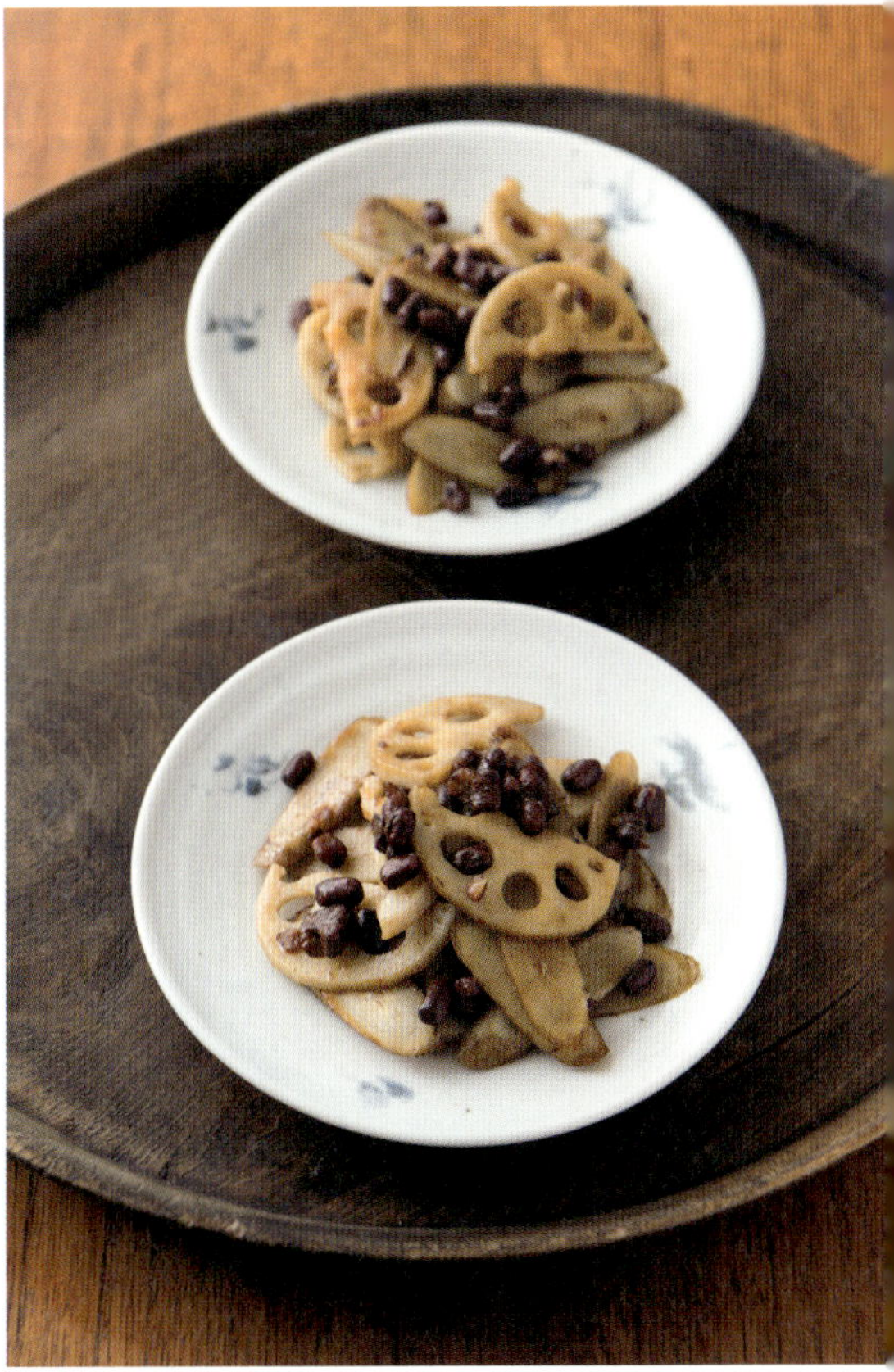

作り方

1 ごぼうはななめ薄切り、れんこんは皮をむいて半月の薄切りにし、それぞれさっと洗い、水けを切る。

2 フライパンにごま油を熱して①を入れて中火で1〜2分いため、Aを加える。汁気がなくなってきたらBを入れて調味し、ツヤが出てきたら火を止める。冷蔵保存で、3〜4日もつ。

POINT

あずきは漢方で脚気、心臓病、腎臓病、便秘などに処方されます。含有成分のサポニンが強力な利尿を発揮。れんこん、ごぼうは体を温める根野菜であり、東洋医学では人間の下半身に相似していると言われています。足腰や泌尿生殖器の力を強化します。

疲れは原因もさまざまですが、すべての内臓や細胞は血液が運んでくる酸素や栄養などで元気に働くことができます。体の血行をよくすることで疲労を解消しましょう。それには蒸しショウガを摂って体を温め、疲れに効くビタミンBを含む、バランスのよい食事をすること。食べ過ぎていたら小食にして胃腸に負担をかけないこと。

材料（2人分）

豚肉（ショウガ焼き用）…6枚
A　塩、こしょう…少々
オリーブ油…大さじ½
B
- 白ワイン（または酒）…¼カップ（50cc）
- 蒸しショウガ…小さじ1
- おろしにんにく…小さじ⅓
- 塩…小さじ¼
- こしょう…少々

あらみじんのパセリ…大さじ4

作り方

1 豚肉にAをふり、油を熱したフライパンに並べる。強めの中火で約2分焼いて裏に返し、さらに1〜2分焼いて器に盛る。

2 ①のフライパンをそのまま使う。Bを加えて煮立て、煮汁が半分になったらパセリを加えてまぜ、①にかける。

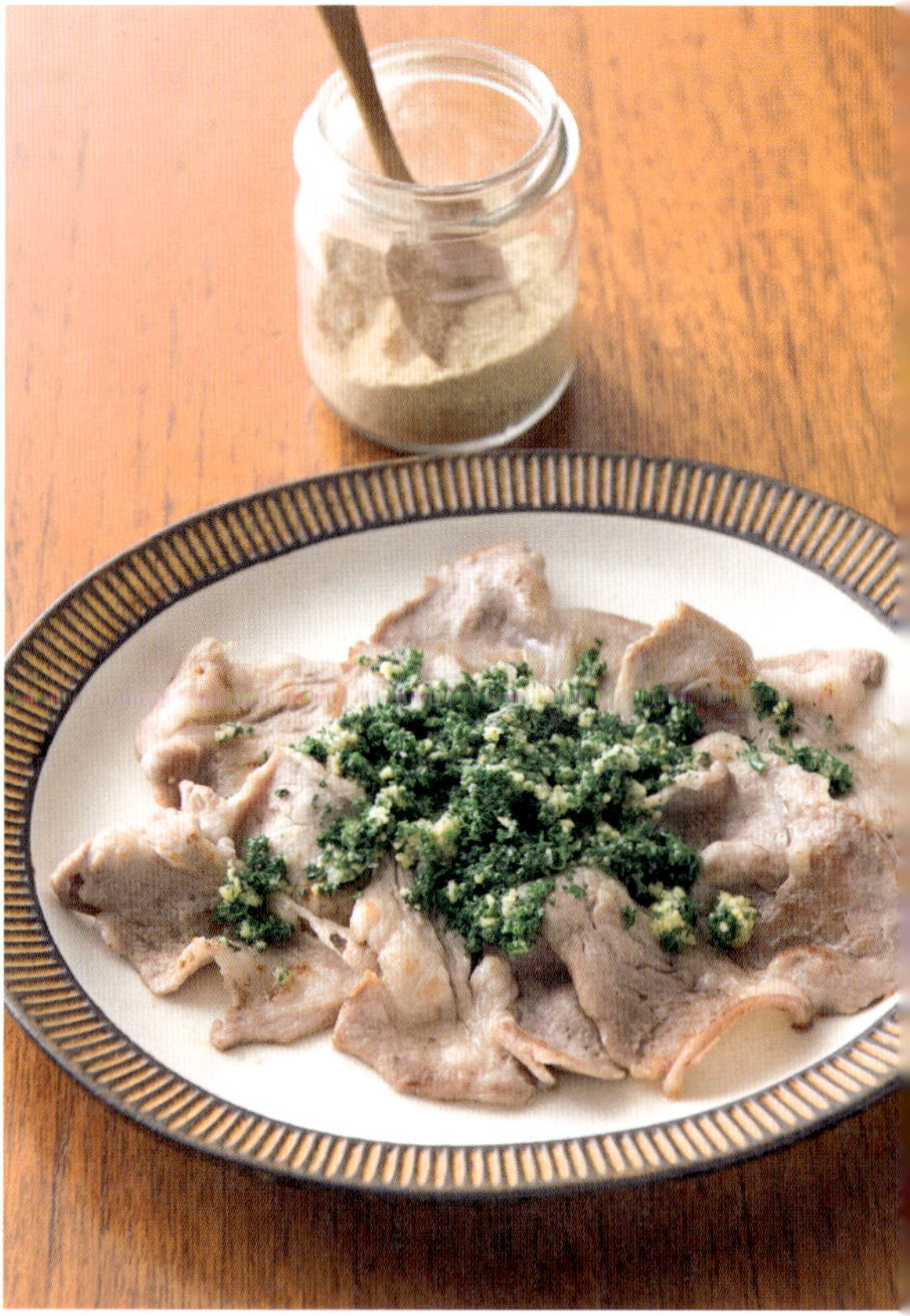

パセリのほろ苦さが効いて絶品！

パセリソースのショウガ焼き

｜疲労｜貧血｜風邪｜心疾患｜整腸作用｜利尿｜食欲増進｜滋養強壮｜

POINT

豚肉とにんにくは疲労を回復するビタミンB群が、パセリにはビタミンCや鉄分が豊富です。

疲れ対策

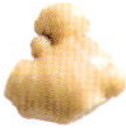

短時間で彩りよく仕上げる

豚肉のシャキッフワッ卵とじ

|疲労|血栓症|糖尿病|がん|動脈硬化|鎮静作用|

材料（2人分）

A
- 水…1カップ（200cc）
- めんつゆ（3倍希釈）…大さじ4
- 蒸しショウガ…小さじ1

たまねぎ…¼個
卵…2個
さやいんげん…6〜8本（約60g）
豚こま肉…100g

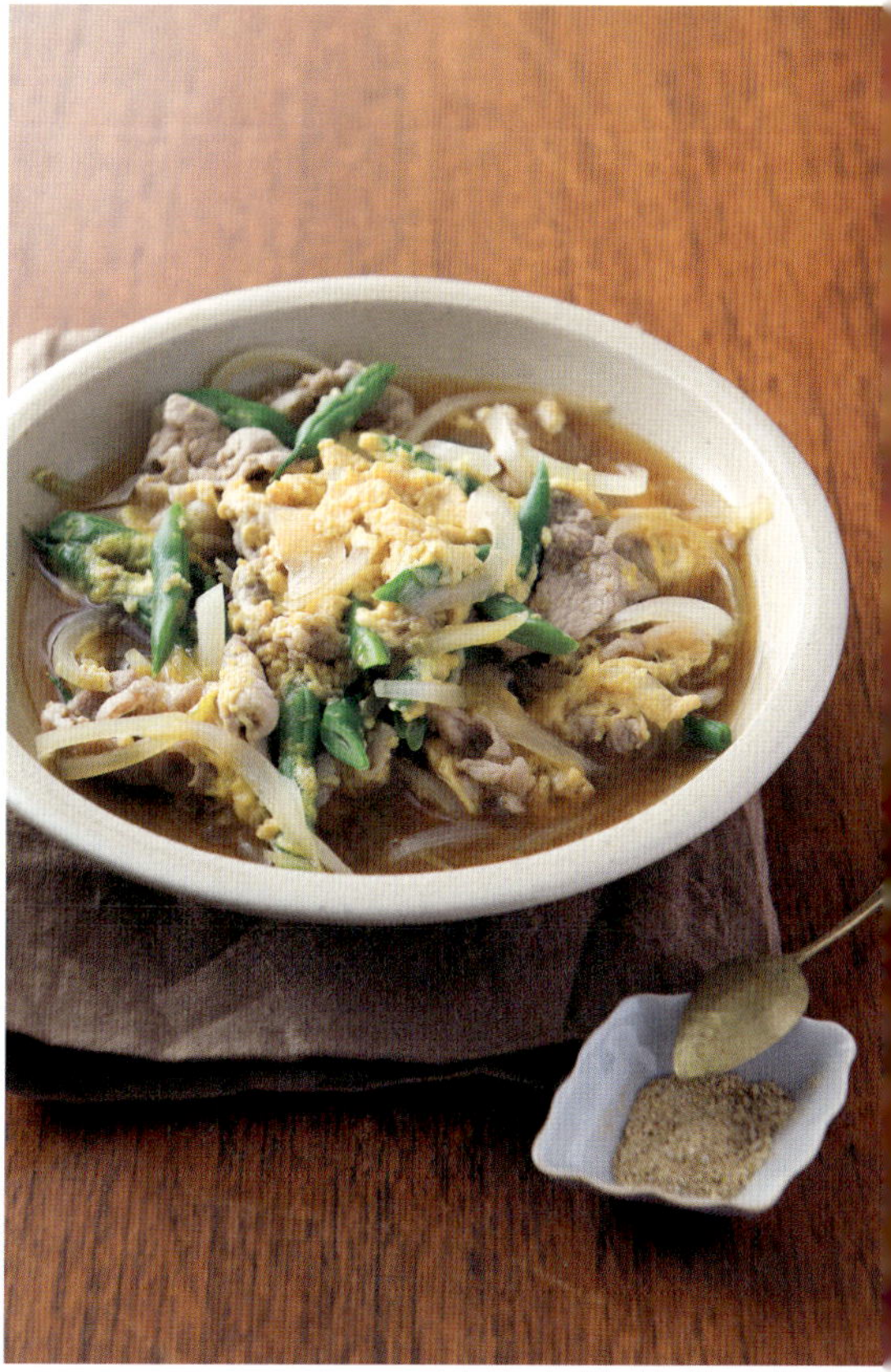

作り方

1 フライパンでAを煮立てて、5mmの薄切りにしたたまねぎを入れて1〜2分煮る。卵は溶いておく。

2 約3cm長さのななめ切りにしたいんげんと豚肉を加え、ほぐしながら2〜3分中火で煮る。

3 卵をまわし入れ、半熟状になったら火を止める。

POINT

いんげんは、漢方で胃腸の働きをよくし、「気」を増すと言われています。カリウムやカロテンもたっぷり含有。

痛みは漢方で、「冷え」と「体内にたまったよぶんな水分」によるものと考えます。体を温めてよぶんな水分を汗や尿を出して治しましょう！　痛み止め薬は、一時的には痛みを止めますが、解熱作用もあるため、ますます体を冷やして悪化させる可能性もあります。

手作りソースでオツな味！

豆腐ステーキのあったかソースがけ

|風邪|がん|更年期障害|代謝アップ|冷え性|心疾患|動脈硬化|高血圧|骨粗しょう症|
|老化|糖尿病|整腸作用|ダイエット|脳の活性化|美肌|抗酸化|血行促進|食欲増進|
|滋養強壮|

材料（2人分）

もめん豆腐…1丁
オリーブ油…小さじ1＋小さじ1
小口切りの長ねぎ…1本分
A
白ワイン（または酒）…大さじ2
蒸しショウガ…小さじ1
塩…小さじ⅓
七味とうがらし…少々

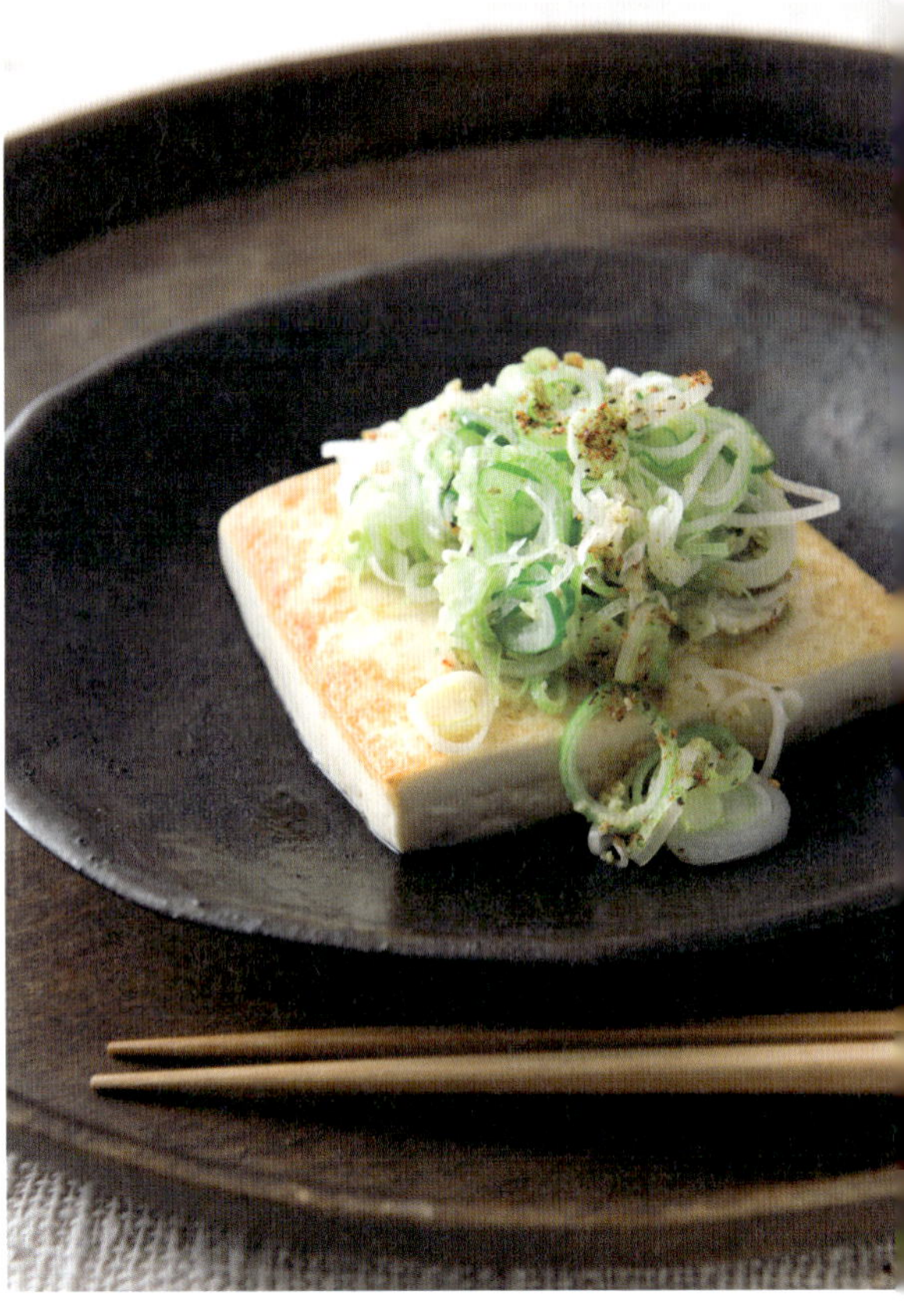

作り方

1 豆腐は厚みを半分に切ってペーパーなどで水けをおさえる。オリーブ油小さじ1を入れたフライパンに並べてから火をつけ、中火にして片面2～3分ずつ、こんがりと焼いて器に盛る。

2 ①のフライパンをそのまま使う。オリーブ油小さじ1を熱し、長ねぎを入れて軽くいため、Aを注いで煮立ったら①の上にかける。

POINT

七味とうがらしは、ごま、山椒、ケシの実、麻の実などの薬味をブレンドした香辛料で、漢方薬を参考に作られたと言われている健康食品です。体の代謝をアップさせ、よぶんな水分を排出するとともに、鎮静作用もあります。

頭痛、神経痛、関節痛などの痛み対策

揚げずにカロリーひかえめ

鶏のかんたん南蛮漬け風

|冷え性|アレルギー|疲労|血栓症|糖尿病|がん|動脈硬化|消化促進|血行促進|
|代謝アップ|美肌|美髪|整腸作用|滋養強壮|免疫アップ|食欲増進|鎮静作用|

材料（2人分）

鶏むね肉…1枚
小麦粉…適量
ごま油…大さじ1
A たまねぎ…½個
A パプリカ…¼個
B ぽん酢…大さじ3
B はちみつ…大さじ1
B 蒸しショウガ…小さじ1
B 一味とうがらし…少々

作り方

1 鶏肉は大きめのそぎ切りにして小麦粉を薄くまぶしつける。油を熱したフライパンに並べ、中火で2～3分、裏に返して1～2分焼いて火が通ったら火を止める。

2 薄切りにしたA、Bをボウルに入れてまぜ、①を加えてまぜる。すぐに食べられるが、15分以上おいて味をなじませるとさらにおいしい。

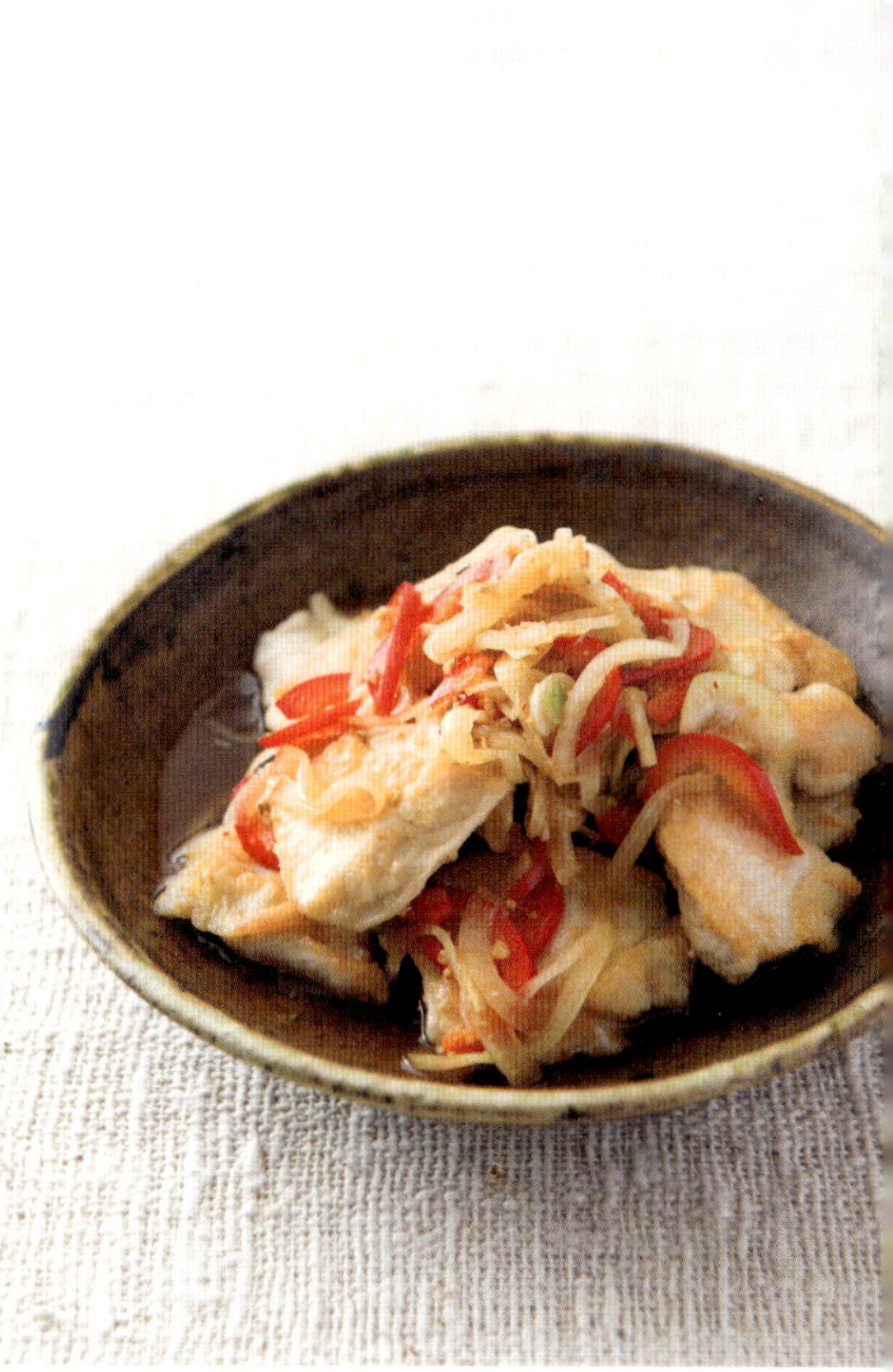

POINT

たまねぎには鎮静作用、とうがらしには発汗作用があり、体のよぶんな水分を排出します。パプリカはとうがらしの仲間で、体を温める陽性野菜。加熱に強いビタミンCがたくさん含まれています。

高血圧の原因には、塩分の摂り過ぎ、動脈硬化、ストレス、下半身の筋肉の減少などいくつかありますが、「冷え」により血流が悪くなることも一因。体が血流をよくしようとして血圧を高くするというわけです。血流をよくすることで、高血圧対策をしましょう。

かんたんメニューをソースでアレンジ

かつおのたたきサラダ

| 疲労 | 貧血 | 便秘 | 骨粗しょう症 | がん | 老化 | 更年期障害 | 高血圧 |
| 腎臓病 | 暑気あたり | 脱毛 | 美肌 | 美髪 | 滋養強壮 | 消化促進 | 血行促進 | 利尿 |

材料（2人分）

レタス…大2枚（50g）
きゅうり…½本
わかめ（乾燥）…大さじ1（約3g）
かつおのたたき（刺身用）
…1さく（200g）
A 黒すりごま、みそ、酢、水
…各大さじ1
蒸しショウガ…小さじ1

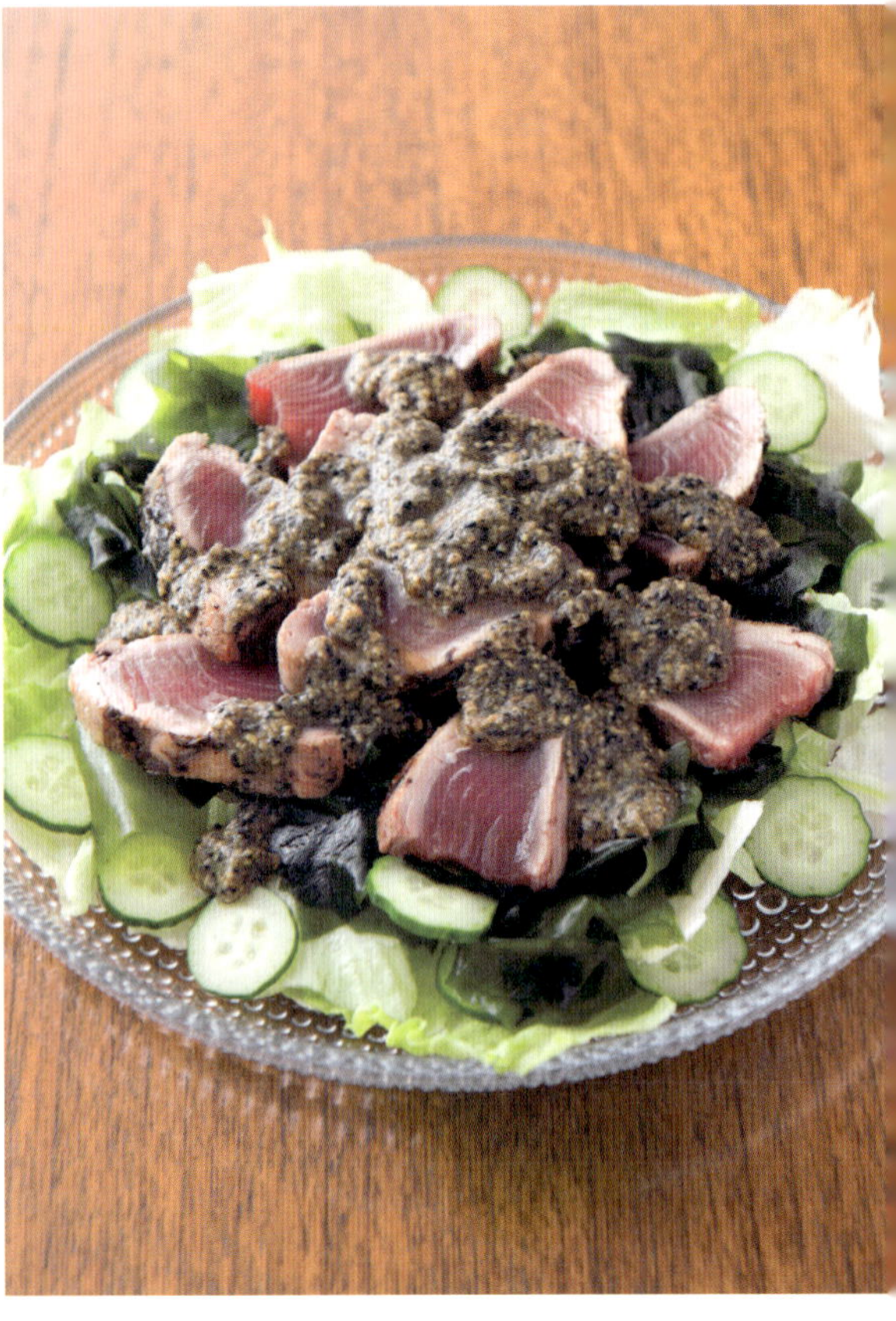

作り方

1 レタスは食べやすくちぎる。きゅうりは小口切り、わかめは水でもどしてざるにあげておく。

2 かつおを7〜8㎜厚さに切り、①をしいた皿の上に並べ、まぜ合わせたAをかける。

POINT

夏においしいかつおの刺身。含まれるタウリンが、高血圧対策となります。付け合せにピッタリのレタスやきゅうりは本来、体を冷やす野菜ですが、蒸しショウガを用いれば冷やす心配はありません。

高血圧対策

材料（2人分）

A
- 加熱済みの大豆（缶など）…60g
- みじん切りのたまねぎ…¼個分
- パン粉…大さじ4
- 水…大さじ2

B
- あいびき肉…150g
- 黒ゴマ…大さじ2
- 蒸しショウガ…小さじ1
- 塩…小さじ⅓
- こしょう…少々

サラダ油…小さじ1
だいこん…7～8㎝（約200g）
しそ…5枚
ぽん酢…大さじ2

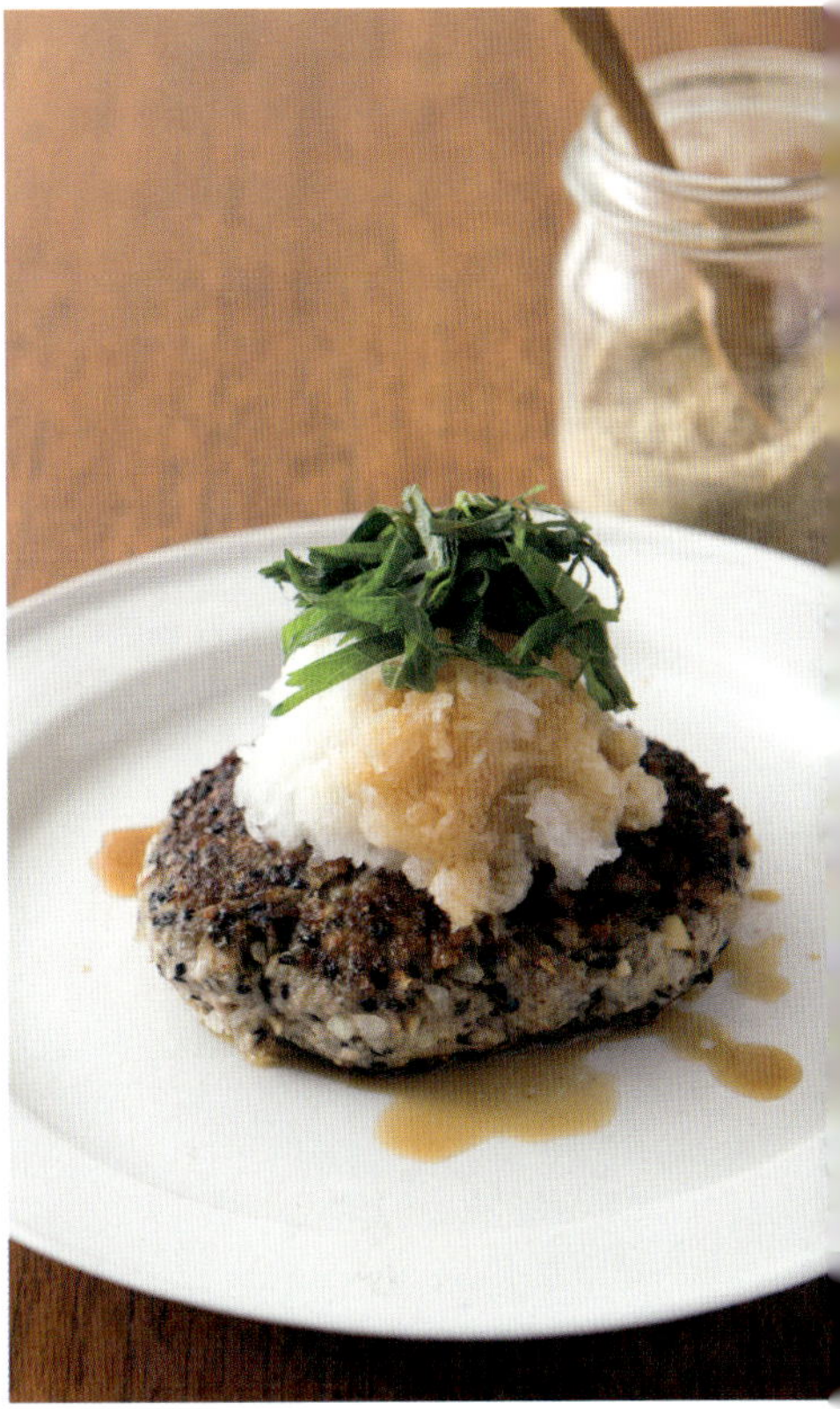

作り方

1. ボウルにAを入れて手で豆をつぶしながらまぜる。
2. ①にBを加えてさらに練りまぜ、2等分にして小判形に作る。
3. フライパンに油を熱して②を並べ、弱めの中火で3～4分、裏に返して2～3分火が通るまで焼く。器に盛る。
4. ③の上に、すりおろしてざるで水けを切っただいこんおろしと、せん切りのしそをのせ、ぽん酢をかけていただく。

ごまの香りがたまらない！

豆と黒ごまのヘルシーハンバーグ

｜更年期障害｜骨粗しょう症｜老化｜風邪｜不眠｜貧血｜疲労｜血栓症｜糖尿病｜がん｜動脈硬化｜二日酔い｜美肌｜脳の活性化｜ダイエット｜美髪｜食欲増進｜消化促進｜整腸作用｜鎮静作用｜滋養強壮｜リラックス｜

POINT

ごまの中でも黒ごまは栄養価が高く、ミネラルや抗酸化物質が豊富。その成分のゴマペプチドには血圧を下げる働きがあります。白髪や抜け毛対策にも！

糖尿病は、すい臓から分泌されるインスリン不足によって起こる病気。糖尿病の患者さんは、上半身が太っていても下半身が細いという特徴があることが多く、下半身の弱りが糖尿病の一因とも言えます。

材料（2人分）

まぐろ（刺身用）…1さく（150g）
長いも…5cm（約100g）
赤たまねぎ…1/8個
（普通のたまねぎの場合は1/16個）
焼きのり…1/2枚
A ┌ しょうゆ、ごま油…各大さじ1/2
　 └ 蒸しショウガ…小さじ1

作り方

1 まぐろは1cm角、赤たまねぎは薄切り、長いもは皮をむいて太い棒状に切る。長いもをビニール袋に入れて棒などでたたき、あらい粒状にする。

2 ボウルに入れてAを加えてあえ、約15分おいて味をなじませ、ちぎった焼きのりを入れてまぜる。

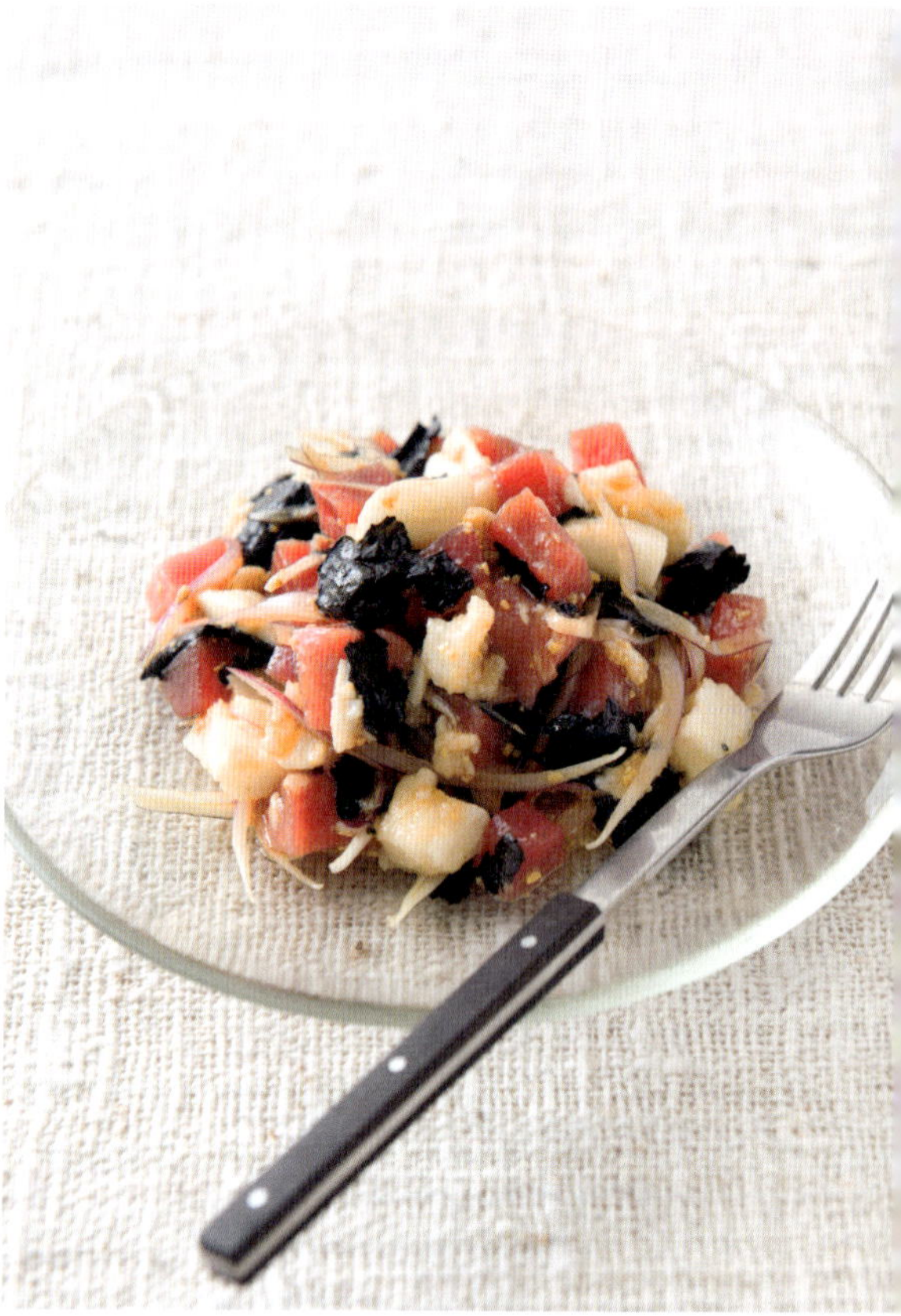

ごはんにのっけて！　酒の肴に！

まぐろのポキ

| 貧血 | 老化 | 血栓症 | がん | 動脈硬化 | 冷え性 | 糖尿病 | 疲労 | 高血圧 |
| 骨粗しょう症 | 整腸作用 | 鎮静作用 | 消化促進 | 血行促進 | 滋養強壮 |

POINT

たまねぎにはグルコキニンという血糖降下成分が含まれています。長いも（やまいも）は、糖尿病にも効く漢方薬・八味地黄丸の成分でもあります。

糖尿病対策

わかめが香ばしくって絶品！

わかめの卵いため

|心疾患|疲労|老眼|便秘|骨粗しょう症|がん|滋養強壮|整腸作用|利尿|

材料（2人分）

わかめ（乾燥）…大さじ2（約6g）
卵…3個
みじん切りのにんにく…½かけ
サラダ油…大さじ½
A ┌ しょうゆ…大さじ1
　 └ 蒸しショウガ…小さじ1

作り方

1 わかめは水でもどし、ざるにあげて水けを切る。卵は溶いておく。

2 油を弱火で熱し、にんにくを香りが立つまで1〜2分いためる。わかめを加えて軽くいため合わせる。卵を流し入れ、大きくまぜながら半熟状にする。器に盛る。Aをまぜあわせて、上にかけていただく。

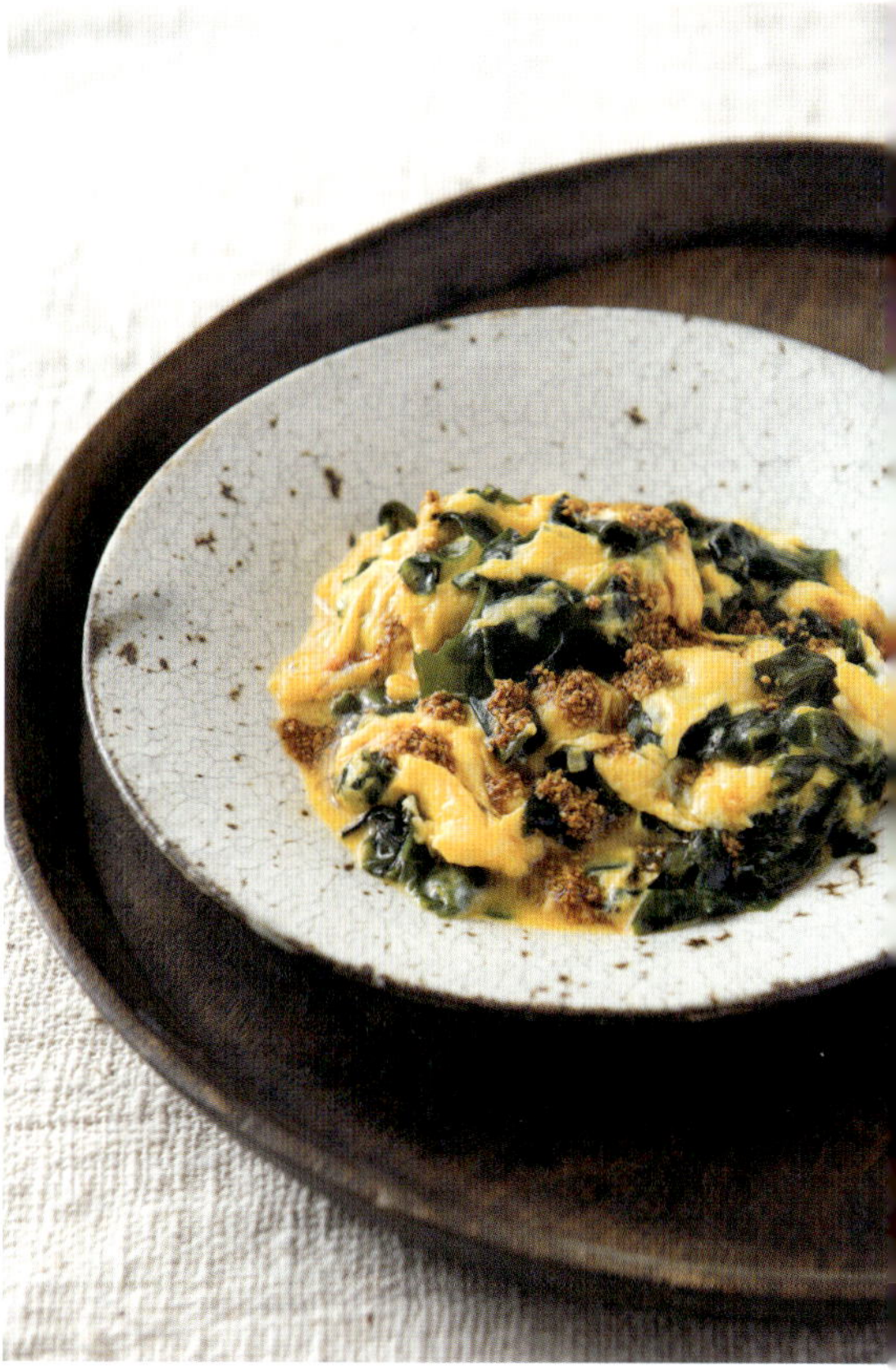

POINT

にんにくは万病に効き、そのスコルジンという成分に、新陳代謝を活発にして血糖値を下げる働きがあります。ただし胃に刺激があるので摂り過ぎには注意！

【蒸しショウガの奇跡の体験談】

まだある！

奇跡の症例

たったの4カ月で胆石がなくなった！体温もアップ！

15年も前から、毎年必ず2つの胆石が見つかっていました。それが、蒸しショウガを摂る生活をはじめてから4カ月で、なんと1つに減ったのです！　平熱も35・8℃から36・5℃にアップ。同時に右脇腹の鈍痛も消えました。

（T・Mさん　男性77才）

奇跡の症例

難病の潰瘍性大腸炎が腹巻きと蒸しショウガで改善した

1日7～8回の下痢、下血、腹痛があり、外出もなかなかできない状態でした。病院では潰瘍性大腸炎《かいようせいだいちょうえん》と診断されました。そこで、腹巻きを24時間つけて、蒸しショウガを料理などに入れるようにしたところ、1カ月くらいで下痢、下血の頻度が激減。さらにその2カ月後には下痢が減り、ふつうの便が出るように。腹痛で苦しむこともほとんどなくなりました。

（N・Jさん　60代男性）

奇跡の症例

リウマチの薬をぐんと減らせたのがなによりうれしい！

17年前に発症した関節リウマチで、専門病院に長い間通院していました。ステロイド剤や免疫抑制剤を服用して、痛みは多少軽くなりましたが、完治することはなく……。免疫を抑える薬をずっと飲むことも抵抗がありました。こんなにたくさんの薬を飲んでいるのに、手足の指の関節が変形してきて、ペンをもって字を書くのも難しいほどだなんて。

しかし、蒸しショウガ生活をはじめて2カ月後、病院で炎症反応が下がったことがわかり、先生が免疫抑制剤を減らしてくれました！　ステロイド剤も服用しなくてもよくなりました。今は入浴と軽い運動、手浴、足浴、そして蒸しショウガで痛みがほとんどなく過ごせています。

（N・Tさん　40代女性）

奇跡の症例

最初の1週間で体重が1キロ減。その後、3キロ減！

自宅で蒸しショウガを作りはじめて、毎日摂るようになったら、最初の1週間で体重が1キロ減りました！　1カ月経ったら3キロ減！　体調もとてもよく、少ない睡眠時間でもスッキリと起きられるようになりました。

（W・Yさん　40代男性）

奇跡の症例

若い頃からのツライ不眠がどんどん軽くなった

ずっと昔からよく眠れないことが悩みでした。寝つきが悪く、朝方に目が覚めてしまう。睡眠導入剤もそれほど効かず……。夜中に寝汗をびっしょりかくので、着替えなければならず、それも安眠できない原因に。

ところが、寝る前にお湯にはちみつと蒸しショウガを入れて飲むようにしたら寝つきがよくなりました。続けているうちに寝汗も少なくなり、明け方に目を覚ますこともなくなり、朝までぐっすり眠れる日が増えました。

今は蒸しショウガをたくさん作りおきして、いろいろな料理で摂るようにしています！

（O・Iさん　50代女性）

効能、体の不調別インデックス

※料理名は短縮しているものもあります。
※蒸しショウガの効能は、全レシピ共通なので、省略しています。

【あ行】

○アレルギー
きのこのピクルス…35
鶏の南蛮漬け風…81

○胃腸強壮
コールスロー…36
キャベツとしらすのペペロンチーニ…37
たまねぎたっぷりのショウガ焼き…42
キャベツとしその焼きうどん…59

○胃腸病
にらとあさりのスープ…21
じゃがいもの青のりガレット…38
塩麹肉じゃが…39
鶏むね肉のソテー…61
かぼちゃとにらのいためもの…70
さけのこんがりピカタ…71
あずきと根菜のきんぴら…77

○うつ
鶏肉とゆずのオリーブオイル蒸し…74
サーモンのカルパッチョ…75

○栄養補給
韓国のり巻きキンパ風…33

【か行】

○風邪
にんじんのすり流し…22
即席みそ汁…24
切り干しだいこんのみそ汁…25
ミントレモンジンジャー…26
韓国のり巻きキンパ風…33
コールスロー…36
キャベツとしらすのペペロンチーニ…37
じゃがいもの青のりガレット…38
塩麹肉じゃが…39
たまねぎたっぷりのショウガ焼き…42
トマトと卵の塩麹いため…44
トマトとしそのサラダ…45
長ねぎ肉豆腐…46
冷しゃぶのねぎソースかけ…47
ツナとにんじんのバケット…50
チーズ入りオムレツ…51
とろろ納豆のたくあんそば…53
蒸しショウガはちみつみそ…56
さけのトースター焼き…57
スピード角煮風…58
キャベツとしその焼きうどん…59
鶏むね肉のソテー…61
かぼちゃとにらのいためもの…70
さけのこんがりピカタ…71
ズッキーニと長ねぎの肉まき…72
にらと鶏レバーのいため…73
鶏肉とゆずのオリーブオイル蒸し…74
サーモンのカルパッチョ…75
ショウガ焼き…78
豆腐ステーキ…80
豆と黒ごまのハンバーグ…83

○肩こり
蒸しショウガ紅茶…28
なすとザーサイのラー油あえ…48
鶏肉の梅そうめん…49

○がん
トマトジュースのガスパチョ風…20
にんじんのすり流し…22
即席みそ汁…24
切り干しだいこんのみそ汁…25
ミントレモンジンジャー…26
黒ごまきな粉のドリンク…29
わかめときゅうりの酢の物…32
韓国のり巻きキンパ風…33
たっぷりきのこのドライカレー…34
きのこのピクルス…35
コールスロー…36
キャベツとしらすのペペロンチーニ…37
じゃがいもの青のりガレット…38
塩麹肉じゃが…39
だいこんとつくねの炊き込みごはん…40
だいこんのたらこサラダ…41
たまねぎたっぷりのショウガ焼き…42
赤たまねぎの納豆あえ…43
トマトと卵の塩麹いため…44
トマトとしそのサラダ…45
長ねぎ肉豆腐…46
冷しゃぶのねぎソースかけ…47
なすとザーサイのラー油あえ…48
鶏肉の梅そうめん…49
ツナとにんじんのバケット…50
チーズ入りオムレツ…51
とろろ納豆のたくあんそば…53
蒸しショウガはちみつみそ…56
さけのトースター焼き…57
スピード角煮風…58
キャベツとしその焼きうどん…59
ショウガバジルドレッシング…60
鶏むね肉のソテー…61
えびのいため…62
厚揚げのステーキ…63
油揚げのゆかりそば…65
たたききゅうりあえ…66
ごぼうのサラダ…67
かぼちゃとにらのいためもの…70
さけのこんがりピカタ…71
ズッキーニと長ねぎの肉まき…72
さといものポテサラ…76
豚肉の卵とじ…79
豆腐ステーキ…80
鶏の南蛮漬け風…81
かつおのたたきサラダ…82
豆と黒ごまのハンバーグ…83
まぐろのポキ…84
わかめ卵いため…85

○肝機能
にらとあさりのスープ…21
蒸しショウガ紅茶…28

○眼精疲労
キャベツとしらすのペペロンチーニ…37
なすとザーサイのラー油あえ…48
鶏肉の梅そうめん…49
かぼちゃとにらのいためもの…70

○記憶力アップ
蒸しショウガ紅茶…28

○血液サラサラ
にらと鶏レバーのいため…73

○血管強化
さけのトースター焼き…57

○血行促進
にんじんのすり流し…22
わかめときゅうりの酢の物…32
韓国のり巻きキンパ風…33
コールスロー…36
キャベツとしらすのペペロンチーニ…37
赤たまねぎの納豆あえ…43
ツナとにんじんのバケット…50
チーズ入りオムレツ…51
手羽元の煮込み…52
とろろ納豆のたくあんそば…53

蒸しショウガはちみつみそ …… 56
さけのトースター焼き …… 57
スピード角煮風 …… 58
キャベツとしその焼きうどん …… 59
鶏むね肉のソテー …… 61
黒ごまゆかりふりかけ …… 64
油揚げのゆかりそば …… 65
たたききゅうりあえ …… 66
ごぼうのサラダ …… 67
サーモンのカルパッチョ …… 75
豆腐ステーキ …… 80
鶏の南蛮漬け風 …… 81
かつおのたたきサラダ …… 82
まぐろのポキ …… 84

○血栓症
トマトジュースのガスパチョ風 …… 20
即席みそ汁 …… 24
たっぷりきのこのドライカレー …… 34
キャベツとしらすのペペロンチーニ …… 37
塩麹肉じゃが …… 39
たまねぎたっぷりのショウガ焼き …… 42
赤たまねぎの納豆あえ …… 43
トマトとしそのサラダ …… 45
とろろ納豆のたくあんそば …… 53
さけのトースター焼き …… 57
えびのいため …… 62
鶏肉とゆずのオリーブオイル蒸し …… 74
さといものポテサラ …… 76
豚肉の卵とじ …… 79
鶏の南蛮漬け風 …… 81
豆と黒ごまのハンバーグ …… 83
まぐろのポキ …… 84

○抗酸化
トマトジュースのガスパチョ風 …… 20
韓国のり巻きキンパ風 …… 33
たっぷりきのこのドライカレー …… 34
トマトと卵の塩麹いため …… 44
トマトとしそのサラダ …… 45
長ねぎ肉豆腐 …… 46
なすとザーサイのラー油あえ …… 48
鶏肉の梅そうめん …… 49
さけのトースター焼き …… 57
さけのこんがりピカタ …… 71
豆腐ステーキ …… 80

○高血圧
トマトジュースのガスパチョ風 …… 20
わかめときゅうりの酢の物 …… 32
韓国のり巻きキンパ風 …… 33
コールスロー …… 36
キャベツとしらすのペペロンチーニ …… 37
じゃがいもの青のりガレット …… 38
赤たまねぎの納豆あえ …… 43
トマトとしそのサラダ …… 45
なすとザーサイのラー油あえ …… 48
鶏肉の梅そうめん …… 49
ツナとにんじんのバケット …… 50
さけのトースター焼き …… 57
ショウガバジルドレッシング …… 60
鶏むね肉のソテー …… 61
えびのいため …… 62
厚揚げのステーキ …… 63
黒ごまゆかりふりかけ …… 64
油揚げのゆかりそば …… 65
たたききゅうりあえ …… 66
ごぼうのサラダ …… 67
さけのこんがりピカタ …… 71
ズッキーニと長ねぎの肉まき …… 72
鶏肉とゆずのオリーブオイル蒸し …… 74
サーモンのカルパッチョ …… 75
さといものポテサラ …… 76
あずきと根菜のきんぴら …… 77
豆腐ステーキ …… 80
かつおのたたきサラダ …… 82
豆と黒ごまのハンバーグ …… 83
まぐろのポキ …… 84

○更年期障害
即席みそ汁 …… 24
切り干しだいこんのみそ汁 …… 25
黒ごまきな粉のドリンク …… 29
赤たまねぎの納豆あえ …… 43
長ねぎ肉豆腐 …… 46
蒸しショウガはちみつみそ …… 56
さけのトースター焼き …… 57
スピード角煮風 …… 58
キャベツとしその焼きうどん …… 59
厚揚げのステーキ …… 63
油揚げのゆかりそば …… 65
にらと鶏レバーのいため …… 73
豆腐ステーキ …… 80
かつおのたたきサラダ …… 82
豆と黒ごまのハンバーグ …… 83

○骨粗しょう症
にんじんのすり流し …… 22
即席みそ汁 …… 24
切り干しだいこんのみそ汁 …… 25
黒ごまきな粉のドリンク …… 29
わかめときゅうりの酢の物 …… 32
韓国のり巻きキンパ風 …… 33
コールスロー …… 36
キャベツとしらすのペペロンチーニ …… 37
じゃがいもの青のりガレット …… 38
だいこんのたらこサラダ …… 41
赤たまねぎの納豆あえ …… 43
長ねぎ肉豆腐 …… 46
ツナとにんじんのバケット …… 50
チーズ入りオムレツ …… 51
とろろ納豆のたくあんそば …… 53
蒸しショウガはちみつみそ …… 56
さけのトースター焼き …… 57
スピード角煮風 …… 58
キャベツとしその焼きうどん …… 59
鶏むね肉のソテー …… 61
厚揚げのステーキ …… 63
油揚げのゆかりそば …… 65
さけのこんがりピカタ …… 71
ズッキーニと長ねぎの肉まき …… 72
にらと鶏レバーのいため …… 73
豆腐ステーキ …… 80
かつおのたたきサラダ …… 82
豆と黒ごまのハンバーグ …… 83
まぐろのポキ …… 84
わかめ卵いため …… 85

【さ行】

○滋養強壮
トマトジュースのガスパチョ風 …… 20
にらとあさりのスープ …… 21
コーンクリームスープ …… 23
即席みそ汁 …… 24
ミントレモンジンジャー …… 26
黒ごまきな粉のドリンク …… 29
コールスロー …… 36
キャベツとしらすのペペロンチーニ …… 37
たまねぎたっぷりのショウガ焼き …… 42
赤たまねぎの納豆あえ …… 43
長ねぎ肉豆腐 …… 46
冷しゃぶのねぎソースかけ …… 47
手羽元の煮込み …… 52
とろろ納豆のたくあんそば …… 53
蒸しショウガはちみつみそ …… 56
さけのトースター焼き …… 57
スピード角煮風 …… 58
キャベツとしその焼きうどん …… 59
ショウガバジルドレッシング …… 60
鶏むね肉のソテー …… 61

えびのいため……62
厚揚げのステーキ……63
黒ごまゆかりふりかけ……64
油揚げのゆかりそば……65
たたききゅうりあえ……66
ごぼうのサラダ……67
かぼちゃとにらのいためもの……70
さけのこんがりピカタ……71
ズッキーニと長ねぎの肉まき……72
にらと鶏レバーのいため……73
鶏肉とゆずのオリーブオイル蒸し……74
さといものポテサラ……76
ショウガ焼き……78
豆腐ステーキ……80
鶏の南蛮漬け風……81
かつおのたたきサラダ……82
豆と黒ごまのハンバーグ……83
まぐろのポキ……84
わかめ卵いため……85

○**集中力アップ**
ショウガバジルドレッシング……60
鶏むね肉のソテー……61
えびのいため……62
厚揚げのステーキ……63

○**消化促進**
キャベツとしらすのペペロンチーニ……37
だいこんとつくねの炊き込みごはん……40
だいこんのたらこサラダ……41
手羽元の煮込み……52
とろろ納豆のたくあんそば……53
スピード角煮風……58
ショウガバジルドレッシング……60
鶏むね肉のソテー……61
えびのいため……62
厚揚げのステーキ……63
油揚げのゆかりそば……65

さといものポテサラ……76
あずきと根菜のきんぴら……77
鶏の南蛮漬け風……81
かつおのたたきサラダ……82
豆と黒ごまのハンバーグ……83
まぐろのポキ……84

○**消毒作用**
ミントレモンジンジャー……26

○**暑気あたり**
トマトジュースのガスパチョ風……20
ミントレモンジンジャー……26
わかめときゅうりの酢の物……32
さけのトースター焼き……57
たたききゅうりあえ……66
さといものポテサラ……76
かつおのたたきサラダ……82

○**食欲増進**
即席みそ汁……24
切り干しだいこんのみそ汁……25
ミントレモンジンジャー……26
たっぷりきのこのドライカレー……34
きのこのピクルス……35
トマトとしそのサラダ……45
鶏肉の梅そうめん……49
チーズ入りオムレツ……51
とろろ納豆のたくあんそば……53
蒸しショウガはちみつみそ……56
さけのトースター焼き……57
スピード角煮風……58
キャベツとしその焼きうどん……59
油揚げのゆかりそば……65
サーモンのカルパッチョ……75
ショウガ焼きパセリソース……78
豆腐ステーキ……80
鶏の南蛮漬け風……81
豆と黒ごまのハンバーグ……83

○**自律神経安定**
ショウガバジルドレッシング……60
鶏むね肉のソテー……61
えびのいため……62
厚揚げのステーキ……63

○**心疾患**
トマトジュースのガスパチョ風……20
コールスロー……36
キャベツとしらすのペペロンチーニ……37
じゃがいもの青のりガレット……38
トマトとしそのサラダ……45
ツナとにんじんのバケット……50
ショウガバジルドレッシング……60
鶏むね肉のソテー……61
えびのいため……62
厚揚げのステーキ……63
鶏肉とゆずのオリーブオイル蒸し……74
サーモンのカルパッチョ……75
さといものポテサラ……76
ショウガ焼き……78
豆腐ステーキ……80
わかめ卵いため……85

○**腎臓病**
トマトジュースのガスパチョ風……20
わかめときゅうりの酢の物……32
たたききゅうりあえ……66
さといものポテサラ……76
あずきと根菜のきんぴら……77
かつおのたたきサラダ……82

○**頭痛**
鶏肉とゆずのオリーブオイル蒸し……74
豆腐ステーキ……80
鶏の南蛮漬け風……81

○**ストレス**
ミントレモンジンジャー……26
コーヒーフロート蒸しショウガ……27

コールスロー……36
キャベツとしらすのペペロンチーニ……37
たまねぎたっぷりのショウガ焼き……42
キャベツとしその焼きうどん……59

○**精神安定**
蒸しショウガ紅茶……28

○**整腸作用**
即席みそ汁……24
切り干しだいこんのみそ汁……25
韓国のり巻きキンパ風……33
たっぷりきのこのドライカレー……34
きのこのピクルス……35
キャベツとしらすのペペロンチーニ……37
塩麹肉じゃが……39
たまねぎたっぷりのショウガ焼き……42
厚揚げのステーキ……63
ミントレモンジンジャー……26
黒ごまきな粉のドリンク……29
わかめときゅうりの酢の物……32
コールスロー……36
だいこんとつくねの炊き込みごはん……40
だいこんのたらこサラダ……41
トマトと卵の塩麹いため……44
長ねぎ肉豆腐……46
手羽元の煮込み……52
とろろ納豆のたくあんそば……53
蒸しショウガはちみつみそ……56
さけのトースター焼き……57
スピード角煮風……58
キャベツとしその焼きうどん……59
ショウガバジルドレッシング……60
鶏むね肉のソテー……61
えびのいため……62
油揚げのゆかりそば……65
ごぼうのサラダ……67
さけのこんがりピカタ……71

にらと鶏レバーのいため 73
さといものポテサラ 76
あずきと根菜のきんぴら 77
ショウガ焼き 78
豆腐ステーキ 80
鶏の南蛮漬け風 81
豆と黒ごまのハンバーグ 83
まぐろのポキ 84
わかめ卵いため 85

○生理痛
にらとあさりのスープ 21
かぼちゃとにらのいためもの 70
さけのこんがりピカタ 71
にらと鶏レバーのいため 73
鶏肉とゆずのオリーブオイル蒸し 74

○生理不順
にらとあさりのスープ 21
にんじんのすり流し 22
コールスロー 36
なすとザーサイのラー油あえ 48
鶏肉の梅そうめん 49
ツナとにんじんのバケット 50
チーズ入りオムレツ 51
鶏むね肉のソテー 61
ごぼうのサラダ 67
かぼちゃとにらのいためもの 70
さけのこんがりピカタ 71
にらと鶏レバーのいため 73
あずきと根菜のきんぴら 77

【た行】

○ダイエット
黒ごまきな粉のドリンク 29
長ねぎ肉豆腐 46
冷しゃぶのねぎソースかけ 47
なすとザーサイのラー油あえ 48
厚揚げのステーキ 63
油揚げのゆかりそば 65
ごぼうのサラダ 67
さといものポテサラ 76
豆腐ステーキ 80
豆と黒ごまのハンバーグ 83

○代謝アップ
キャベツとしらすのペペロンチーニ 37
塩麹肉じゃが 39
トマトと卵の塩麹いため 44
冷しゃぶのねぎソースかけ 47
なすとザーサイのラー油あえ 48
とろろ納豆のたくあんそば 53
蒸しショウガはちみつみそ 56
さけのトースター焼き 57
スピード角煮風 58
キャベツとしその焼きうどん 59
豆腐ステーキ 80
鶏の南蛮漬け風 81

○脱毛
トマトジュースのガスパチョ風 20
わかめときゅうりの酢の物 32
さけのトースター焼き 57
たたききゅうりあえ 66
さといものポテサラ 76
かつおのたたきサラダ 82

○長寿
蒸しショウガ紅茶 28

○鎮静作用
即席みそ汁 24
ミントレモンジンジャー 26
たっぷりきのこのドライカレー 34
塩麹肉じゃが 39
たまねぎたっぷりのショウガ焼き 42
赤たまねぎの納豆あえ 43
トマトとしそのサラダ 45
さけのトースター焼き 57
さといものポテサラ 76
豚肉の卵とじ 79
豆腐ステーキ 80
鶏の南蛮漬け風 81
豆と黒ごまのハンバーグ 83
まぐろのポキ 84

○糖尿病
たっぷりきのこのドライカレー 34
きのこのピクルス 35
キャベツとしらすのペペロンチーニ 37
塩麹肉じゃが 39
たまねぎたっぷりのショウガ焼き 42
赤たまねぎの納豆あえ 43
トマトとしそのサラダ 45
手羽元の煮込み 52
とろろ納豆のたくあんそば 53
さけのトースター焼き 57
スピード角煮風 58
ごぼうのサラダ 67
さといものポテサラ 76
豚肉の卵とじ 79
豆腐ステーキ 80
鶏の南蛮漬け風 81
豆と黒ごまのハンバーグ 83
まぐろのポキ 84
わかめ卵いため 85

○動脈硬化
トマトジュースのガスパチョ風 20
蒸しショウガ紅茶 28
韓国のり巻きキンパ風 33
たっぷりきのこのドライカレー 34
コールスロー 36
キャベツとしらすのペペロンチーニ 37
じゃがいもの青のりガレット 38
塩麹肉じゃが 39
たまねぎたっぷりのショウガ焼き 42
赤たまねぎの納豆あえ 43
トマトと卵の塩麹いため 44
トマトとしそのサラダ 45
長ねぎ肉豆腐 46
なすとザーサイのラー油あえ 48
鶏肉の梅そうめん 49
ツナとにんじんのバケット 50
さけのトースター焼き 57
ショウガバジルドレッシング 60
鶏むね肉のソテー 61
えびのいため 62
厚揚げのステーキ 63
さけのこんがりピカタ 71
鶏肉とゆずのオリーブオイル蒸し 74
サーモンのカルパッチョ 75
さといものポテサラ 76
豚肉の卵とじ 79
豆腐ステーキ 80
鶏の南蛮漬け風 81
豆と黒ごまのハンバーグ 83
まぐろのポキ 84

【な行】

○認知症
さけのトースター焼き 57
さけのこんがりピカタ 71

○脳の活性化
黒ごまきな粉のドリンク 29
長ねぎ肉豆腐 46
厚揚げのステーキ 63
油揚げのゆかりそば 65
さといものポテサラ 76
豆腐ステーキ 80
豆と黒ごまのハンバーグ 83

○脳卒中
蒸しショウガ紅茶 28
キャベツとしらすのペペロンチーニ 37

なすとザーサイのラー油あえ …… 48
鶏肉の梅そうめん …… 49

【は行】

○発汗
たっぷりきのこのドライカレー …… 34

○冷え性
にんじんのすり流し …… 22
きのこのピクルス …… 35
コールスロー …… 36
キャベツとしらすのペペロンチーニ …… 37
冷しゃぶのねぎソースかけ …… 47
なすとザーサイのラー油あえ …… 48
ツナとにんじんのバケット …… 50
チーズ入りオムレツ …… 51
手羽元の煮込み …… 52
とろろ納豆のたくあんそば …… 53
蒸しショウガはちみつみそ …… 56
さけのトースター焼き …… 57
スピード角煮風 …… 58
キャベツとしその焼きうどん …… 59
鶏むね肉のソテー …… 61
かぼちゃとにらのいためもの …… 70
さけのこんがりピカタ …… 71
豆腐ステーキ …… 80
鶏の南蛮漬け風 …… 81
まぐろのポキ …… 84

○美肌
にんじんのすり流し …… 22
即席みそ汁 …… 24
切り干しだいこんのみそ汁 …… 25
ミントレモンジンジャー …… 26
蒸しショウガ紅茶 …… 28
黒ごまきな粉のドリンク …… 29
きのこのピクルス …… 35
コールスロー …… 36
キャベツとしらすのペペロンチーニ …… 37
じゃがいもの青のりガレット …… 38
塩麹肉じゃが …… 39
だいこんとつくねの炊き込みごはん …… 40
だいこんのたらこサラダ …… 41
たまねぎたっぷりのショウガ焼き …… 42
赤たまねぎの納豆あえ …… 43
長ねぎ肉豆腐 …… 46
ツナとにんじんのバケット …… 50
チーズ入りオムレツ …… 51
手羽元の煮込み …… 52
とろろ納豆のたくあんそば …… 53
蒸しショウガはちみつみそ …… 56
さけのトースター焼き …… 57
スピード角煮風 …… 58
キャベツとしその焼きうどん …… 59
鶏むね肉のソテー …… 61
厚揚げのステーキ …… 63
黒ごまゆかりふりかけ …… 64
油揚げのゆかりそば …… 65
たたききゅうりあえ …… 66
ごぼうのサラダ …… 67
かぼちゃとにらのいためもの …… 70
さけのこんがりピカタ …… 71
ズッキーニと長ねぎの肉まき …… 72
にらと鶏レバーのいため …… 73
鶏肉とゆずのオリーブオイル蒸し …… 74
サーモンのカルパッチョ …… 75
あずきと根菜のきんぴら …… 77
豆腐ステーキ …… 80
鶏の南蛮漬け風 …… 81
かつおのたたきサラダ …… 82
豆と黒ごまのハンバーグ …… 83

○美髪
蒸しショウガ紅茶 …… 28
黒ごまきな粉のドリンク …… 29
赤たまねぎの納豆あえ …… 43
黒ごまゆかりふりかけ …… 64
油揚げのゆかりそば …… 65
たたききゅうりあえ …… 66
ごぼうのサラダ …… 67
ズッキーニと長ねぎの肉まき …… 72
鶏の南蛮漬け風 …… 81
かつおのたたきサラダ …… 82
豆と黒ごまのハンバーグ …… 83

○疲労
切り干しだいこんのみそ汁 …… 25
ミントレモンジンジャー …… 26
蒸しショウガ紅茶 …… 28
わかめときゅうりの酢の物 …… 32
韓国のり巻きキンパ風 …… 33
たっぷりきのこのドライカレー …… 34
きのこのピクルス …… 35
コールスロー …… 36
キャベツとしらすのペペロンチーニ …… 37
塩麹肉じゃが …… 39
たまねぎたっぷりのショウガ焼き …… 42
赤たまねぎの納豆あえ …… 43
トマトと卵の塩麹いため …… 44
トマトとしそのサラダ …… 45
冷しゃぶのねぎソースかけ …… 47
鶏肉の梅そうめん …… 49
チーズ入りオムレツ …… 51
さけのトースター焼き …… 57
ショウガバジルドレッシング …… 60
鶏むね肉のソテー …… 61
えびのいため …… 62
厚揚げのステーキ …… 63
にらと鶏レバーのいため …… 73
サーモンのカルパッチョ …… 75
さといものポテサラ …… 76
あずきと根菜のきんぴら …… 77
ショウガ焼き …… 78
豚肉の卵とじ …… 79
鶏の南蛮漬け風 …… 81
かつおのたたきサラダ …… 82
豆と黒ごまのハンバーグ …… 83
まぐろのポキ …… 84
わかめ卵いため …… 85

○貧血
トマトジュースのガスパチョ風 …… 20
にらとあさりのスープ …… 21
にんじんのすり流し …… 22
切り干しだいこんのみそ汁 …… 25
コールスロー …… 36
キャベツとしらすのペペロンチーニ …… 37
じゃがいもの青のりガレット …… 38
だいこんのたらこサラダ …… 41
たまねぎたっぷりのショウガ焼き …… 42
赤たまねぎの納豆あえ …… 43
トマトとしそのサラダ …… 45
ツナとにんじんのバケット …… 50
チーズ入りオムレツ …… 51
スピード角煮風 …… 58
キャベツとしその焼きうどん …… 59
鶏むね肉のソテー …… 61
えびのいため …… 62
黒ごまゆかりふりかけ …… 64
油揚げのゆかりそば …… 65
たたききゅうりあえ …… 66
ごぼうのサラダ …… 67
にらと鶏レバーのいため …… 73
鶏肉とゆずのオリーブオイル蒸し …… 74
サーモンのカルパッチョ …… 75
あずきと根菜のきんぴら …… 77
ショウガ焼き …… 78
かつおのたたきサラダ …… 82
豆と黒ごまのハンバーグ …… 83
まぐろのポキ …… 84

○二日酔い
だいこんとつくねの炊き込みごはん……40
だいこんのたらこサラダ……41
油揚げのゆかりそば……65
豆と黒ごまのハンバーグ……83

○不眠
トマトとしそのサラダ……45
キャベツとしその焼きうどん……59
鶏肉とゆずのオリーブオイル蒸し……74
サーモンのカルパッチョ……75
豆と黒ごまのハンバーグ……83

○便秘
コーンクリームスープ……23
黒ごまきな粉のドリンク……29
コールスロー……36
キャベツとしらすのペペロンチーニ……37
じゃがいもの青のりガレット……38
たまねぎたっぷりのショウガ焼き……42
赤たまねぎの納豆あえ……43
とろろ納豆のたくあんそば……53
キャベツとしその焼きうどん……59
かぼちゃとにらのいためもの……70
あずきと根菜のきんぴら……77
かつおのたたきサラダ……82
わかめ卵いため……85

【ま行】

○万病
にんじんのすり流し……22
コールスロー……36
鶏肉の梅そうめん……49
ツナとにんじんのバケット……50
チーズ入りオムレツ……51
鶏むね肉のソテー……61

○むくみ
トマトジュースのガスパチョ風……20
コーンクリームスープ……23
じゃがいもの青のりガレット……38
塩麹肉じゃが……39
なすとザーサイのラー油あえ……48
鶏肉の梅そうめん……49
ごぼうのサラダ……67
さといものポテサラ……76
あずきと根菜のきんぴら……77

○免疫アップ
トマトジュースのガスパチョ風……20
にんじんのすり流し……22
韓国のり巻きキンパ風……33
コールスロー……36
たまねぎたっぷりのショウガ焼き……42
トマトと卵の塩麹いため……44
トマトとしそのサラダ……45
長ねぎ肉豆腐……46
ツナとにんじんのバケット……50
チーズ入りオムレツ……51
手羽元の煮込み……52
蒸しショウガはちみつみそ……56
さけのトースター焼き……57
スピード角煮風……58
キャベツとしその焼きうどん……59
鶏むね肉のソテー……61
さけのこんがりピカタ……71
ズッキーニと長ねぎの肉まき……72
にらと鶏レバーのいため……73
サーモンのカルパッチョ……75
さといものポテサラ……76
鶏の南蛮漬け風……81

【や行】

○夜間頻尿
にらと鶏レバーのいため……73

【ら行】

○利尿
トマトジュースのガスパチョ風……20
わかめときゅうりの酢の物……32
韓国のり巻きキンパ風……33
キャベツとしらすのペペロンチーニ……37
トマトと卵の塩麹いため……44
トマトとしそのサラダ……45
鶏肉の梅そうめん……49
ショウガバジルドレッシング……60
鶏むね肉のソテー……61
えびのいため……62
厚揚げのステーキ……63
たたききゅうりあえ……66
ズッキーニと長ねぎの肉まき……72
さといものポテサラ……76
あずきと根菜のきんぴら……77
ショウガ焼き……78
かつおのたたきサラダ……82
わかめ卵いため……85

○リラックス
トマトとしそのサラダ……45
キャベツとしその焼きうどん……59
ショウガバジルドレッシング……60
鶏むね肉のソテー……61
えびのいため……62
厚揚げのステーキ……63
サーモンのカルパッチョ……75
豆と黒ごまのハンバーグ……83

○老化
トマトジュースのガスパチョ風……20
即席みそ汁……24
切り干しだいこんのみそ汁……25
蒸しショウガ紅茶……28
黒ごまきな粉のドリンク……29
わかめときゅうりの酢の物……32
韓国のり巻きキンパ風……33
だいこんのたらこサラダ……41
赤たまねぎの納豆あえ……43
トマトと卵の塩麹いため……44
トマトとしそのサラダ……45
長ねぎ肉豆腐……46
なすとザーサイのラー油あえ……48
鶏肉の梅そうめん……49
手羽元の煮込み……52
とろろ納豆のたくあんそば……53
蒸しショウガはちみつみそ……56
さけのトースター焼き……57
スピード角煮風……58
キャベツとしその焼きうどん……59
黒ごまゆかりふりかけ……64
油揚げのゆかりそば……65
たたききゅうりあえ……66
ごぼうのサラダ……67
かぼちゃとにらのいためもの……70
ズッキーニと長ねぎの肉まき……72
にらと鶏レバーのいため……73
鶏肉とゆずのオリーブオイル蒸し……74
豆腐ステーキ……80
かつおのたたきサラダ……82
豆と黒ごまのハンバーグ……83
まぐろのポキ……84

○老眼
わかめ卵いため……85

主な材料別インデックス

※料理名は短縮しているものもあります。

【野菜、ハーブ類】

○海藻類
わかめときゅうりの酢の物 …… 32
かつおのたたきサラダ（わかめ） …… 82
わかめ卵いため …… 85
韓国のり巻きキンパ風 …… 33
まぐろのポキ（のり） …… 84
じゃがいもの青のりガレット …… 38

○かぼちゃ
かぼちゃとにらのいためもの …… 70

○キャベツ
ジューシーコールスロー …… 36
キャベツとしらすのペペロンチーニ …… 37
たまねぎたっぷりのショウガ焼き …… 42
キャベツとしその焼きうどん …… 59

○きゅうり
トマトジュースのらっくらくガスパチョ風 …… 20
わかめときゅうりの酢の物 …… 32
たたききゅうりあえ …… 66
さといものむっちりポテサラ …… 76
かつおのたたきサラダ …… 82

○コーン
コーンクリームスープ …… 23

○ごぼう
ごぼうのシャキシャキサラダ …… 67
あずきと根菜のきんぴら …… 77

○さといも
さといものむっちりポテサラ …… 76

○さやいんげん
豚肉の卵とじ …… 79

○しそ
トマトとしそのサッパリサラダ …… 45
キャベツとしその焼きうどん …… 59
サーモンのカルパッチョ しそレモンソース添え …… 75
豆と黒ごまのヘルシーハンバーグ …… 83

○じゃがいも
じゃがいもの青のりガレット …… 38
塩麹のさっぱり肉じゃが …… 39

○ズッキーニ
ズッキーニと長ねぎのこんがり肉まき …… 72

○セロリ
トマトジュースのらっくらくガスパチョ風 …… 20
えびのさっぱりいため …… 62
鶏肉とゆずのオリーブオイル蒸し …… 74

○だいこん
切り干しだいこんのみそ汁 …… 25
だいこんとつくねの炊き込みご飯 …… 40
だいこんのたらこサラダ …… 41
油あげのゆかりそば …… 65
豆と黒ごまのヘルシーハンバーグ …… 83

○たまねぎ
たっぷりきのこのドライカレー …… 34
ジューシーコールスロー …… 36
塩麹のさっぱり肉じゃが …… 39
だいこんのたらこサラダ …… 41
たまねぎたっぷりのショウガ焼き …… 42
赤たまねぎのおかか納豆あえ …… 43
トマトとしそのサッパリサラダ …… 45
さけのトースター焼き …… 57
さといものむっちりポテサラ …… 76
鶏のかんたん南蛮漬け風 …… 81
豆と黒ごまのヘルシーハンバーグ …… 83
まぐろのポキ …… 84
豚肉の卵とじ …… 79

○トマト
トマトジュースのらっくらくガスパチョ風 …… 20
トマトと卵の塩麹いため …… 44
トマトとしそのサッパリサラダ …… 45

○なす
なすとザーサイのラー油あえ …… 48
鶏肉のみょうが梅そうめん …… 49

○にら
にらとあさりの韓国風スープ …… 21
かぼちゃとにらのいためもの …… 70
さけのこんがりピカタ …… 71
にらと鶏レバーのはちみつみそいため …… 73

○にんじん
にんじんのすり流し …… 22
ジューシーコールスロー …… 36
ツナとにんじんのラペサラダバケット …… 50
チーズ入りスパニッシュオムレツ …… 51
鶏むね肉のジューシーソテー …… 61

○にんにく
キャベツとしらすのペペロンチーニ …… 37
わかめ卵いため …… 85

○パセリ
切り干しだいこんのみそ汁 …… 25
たっぷりきのこのドライカレー …… 34
チーズ入りスパニッシュオムレツ …… 51
ショウガ焼き …… 78

○パプリカ
きのこの蒸しショウガピクルス …… 35
鶏のかんたん南蛮漬け風 …… 81

○ピーマン
さけのトースター焼き …… 57

○ほうれんそう
韓国のり巻きキンパ風 …… 33

○みょうが
鶏肉のみょうが梅そうめん …… 49

○ミント
ミントレモンジンジャー …… 26

○ゆず
鶏肉とゆずのオリーブオイル蒸し …… 74

○レタス
かつおのたたきサラダ …… 82

○レモン
ミントレモンジンジャー …… 26
サーモンのカルパッチョ しそレモンソース添え …… 75

○れんこん
鶏むね肉のジューシーソテー …… 61
あずきと根菜のきんぴら …… 77

○小松菜
スピード角煮風 …… 58

○長ねぎ
即席とろーりみそ汁 …… 24
長ねぎスタミナ肉豆腐 …… 46
冷しゃぶのねぎソースかけ …… 47
さけのこんがりピカタ …… 71
ズッキーニと長ねぎのこんがり肉まき …… 72
豆腐ステーキのあったかソースがけ …… 80

○万能ねぎ
なすとザーサイのラー油あえ …… 48

○やまいも（長いも）
手羽元のはちみつショウガ煮込み …… 52
とろろ納豆のたくあんそば …… 53
スピード角煮風 …… 58
まぐろのポキ …… 84

【きのこ類】
たっぷりきのこのドライカレー
（エリンギ、まいたけ、なめこ） …… 34
きのこの蒸しショウガピクルス（しいたけ、しめじ） …… 35

【魚介・魚加工品】
にらとあさりの韓国風スープ …… 21
えびのさっぱりいため …… 62
かつおのたたきサラダ …… 82
わかめときゅうりの酢の物（蟹風味かまぼこ） …… 32

さけのトースター焼き……57
さけのこんがりピカタ……71
さといものむっちりポテサラ（じゃこ）……76
キャベツとしらすのペペロンチーニ……37
だいこんのたらこサラダ……41
ごぼうのシャキシャキサラダ（ちくわ）……67
ツナとにんじんのラペサラダバケット……50
サーモンのカルパッチョ　しそレモンソース添え……75
まぐろのポキ……84

【豆類・豆製品】

○あずき
あずきと根菜のきんぴら……77

○きな粉、大豆、豆乳
黒ごまきな粉の豆乳ドリンク……29
豆と黒ごまのヘルシーハンバーグ……83

○納豆
即席とろーりみそ汁……24
赤たまねぎのおかか納豆あえ……43
とろろ納豆のたくあんそば……53

○豆腐、厚揚げ、油揚げ
長ねぎスタミナ肉豆腐……46
厚揚げのイタリアンステーキ……63
油揚げのゆかりそば……65
豆腐ステーキのあったかソースがけ……80

【肉類】

○牛肉
長ねぎスタミナ肉豆腐……46

○鶏肉
だいこんとつくねの炊き込みご飯……40
鶏肉のみょうが梅そうめん……49
手羽元のはちみつショウガ煮込み……52
鶏むね肉のジューシーソテー……61
鶏肉とゆずのオリーブオイル蒸し……74
鶏のかんたん南蛮漬け風……81

○豚肉
塩麹のさっぱり肉じゃが……39
たまねぎたっぷりのショウガ焼き……42
冷しゃぶのねぎソースかけ……47
スピード角煮風……58
ズッキーニと長ねぎのこんがり肉まき……72
ショウガ焼き……78
豚肉の卵とじ……79

○レバー、あいびき肉、ソーセージ
にらと鶏レバーのはちみつみそいため……73
たっぷりきのこのドライカレー（あいびき）……34
かぼちゃとにらのいためもの（あいびき）……70
豆と黒ごまのヘルシーハンバーグ（あいびき）……83
キャベツとしその焼きうどん（ソーセージ）……59

【卵】
コーンクリームスープ……23
トマトと卵の塩麹いため……44
チーズ入りスパニッシュオムレツ……51
スピード角煮風……58
さけのこんがりピカタ……71
豚肉の卵とじ……79
わかめ卵いため……85

【チーズ】
チーズ入りスパニッシュオムレツ……51
さけのトースター焼き……57
韓国のり巻きキンパ風……33
トマトとしそのサッパリサラダ（モッツァレラ）……45

【ごはん・パン・めん】

○ごはん
韓国のり巻きキンパ風……33
たっぷりきのこのドライカレー……34
だいこんとつくねの炊き込みご飯……40

○パン
ツナとにんじんのラペサラダバケット……50

○うどん、そうめん
鶏肉のみょうが梅そうめん……49
キャベツとしその焼きうどん……59

○パスタ
キャベツとしらすのペペロンチーニ……37

○そば
とろろ納豆のたくあんそば……53
油揚げのゆかりそば……65

●著者プロフィール

石原新菜（いしはら・にいな）

長崎市生まれ。イシハラクリニック副院長。医学生の頃から、父の石原結實とともにメキシコのゲルソン病院、ミュンヘン市民病院の自然療法科、イギリスのブリストル・キャンサー・ヘルプセンターなどを視察し、自然医学の基礎を養う。
2006年に帝京大学医学部を卒業後、大学病院での研修医を経て、イシハラクリニックにて漢方薬処方を中心とする診療を行う。とくに蒸しショウガによる温め健康法の免疫力アップに着目し、上梓した著書『病気にならない蒸しショウガ健康法』（アスコム）がベストセラーになる。現在、クリニックでの診察をはじめ、テレビ、雑誌などで活躍中である。2児の母でもある。

●料理

重信初江（しげのぶ・はつえ）

料理研究家。服部栄養専門学校調理士科卒業後、織田調理師専門学校で助手として勤務。おいしい家庭料理のレシピに定評がある。雑誌やテレビ、広告などで活躍。近著に『毎日使える！昔ながらのおかず100』（主婦と生活社）、『「びん詰め」レシピ』（宝島社）など、著書多数。

撮影　千葉 充
スタイリング　坂上嘉代
表紙・本文デザイン　五味朋代（フレーズ）
写真協力　コールマン ジャパン株式会社
カスタマーサービス　フリーコール：0120-111-957
ⓒiStock.／hudiemn
DTP　株式会社ジャパンアート
編集　江波戸裕子（廣済堂出版）

蒸しショウガのかんたん健康レシピ

2014年5月29日　第1版第1刷

著者　石原新菜
発行者　清田順稔
発行所　株式会社廣済堂出版
〒104－0061 東京都中央区銀座3－7－6
電話　03－6703－0964（編集）　03－6703－0962（販売）
FAX　03－6703－0963（販売）
振替　00180-0-164137
URL　http://www.kosaido-pub.co.jp
印刷所
製本所　株式会社廣済堂

ISBN978-4-331-51835-9　C2077